# 心脑血管疾病治疗思维与护理技术

李　娜　等主编

上海科学普及出版社

**图书在版编目（CIP）数据**

心脑血管疾病治疗思维与护理技术 / 李娜等主编．
上海 ：上海科学普及出版社，2024．7．-- ISBN 978-7
-5427-8867-2

Ⅰ．R540.5；R743

中国国家版本馆 CIP 数据核字第 20243PT806 号

**责任编辑** 忻 玮

**心脑血管疾病治疗思维与护理技术**
李 娜 等主编
上海科学普及出版社出版发行
（上海中山北路 832 号　邮政编码 200070）
http://www.pspsh.com

各地新华书店经销　三河市铭诚印务有限公司印刷
开本 787 × 1092 1/16　印张 12.75　字数 220 000
2024 年 7 月第 1 版　2024 年 7 月第 1 次印刷

ISBN 978-7-5427-8867-2　定价：128.00 元

# 《心脑血管疾病治疗思维与护理技术》

## 编委会


主　编：李　娜　枣庄市立医院

李中强　枣庄市峄城区中医院

胡　伟　青岛西海岸新区中心医院

毛菲菲　枣庄市立医院

王　慧　枣庄市薛城区陶庄镇中心卫生院

王宗格　枣庄市薛城区陶庄镇中心卫生院

副主编：杨真真　枣庄市中医医院

吴军华　枣庄市中医医院

徐　敏　枣庄市立医院

王灿灿　枣庄市立医院

# 前　言

在当今社会，随着人口老龄化进程的加速及生活方式的转变，心脑血管疾病已成为威胁人类健康与生命的主要杀手之一。其高发病率、高致残率及高死亡率，不仅给患者及其家庭带来了沉重的经济和心理负担，也对全球医疗体系提出了严峻的挑战。因此，提高心脑血管疾病的诊疗与护理水平，成了每一位医疗工作者肩上的重任。

本书从心脑血管疾病的症状学入手，深入剖析其发病机制、分类或分期、病理生理过程，力求让读者对这类疾病有一个清晰而深刻的认识。随后，通过详尽阐述其临床表现、辅助检查方法、诊断与鉴别诊断流程，帮助医护人员快速准确地了解病情，为制订科学合理的治疗方案奠定基础。

本书不仅介绍了当前主流的治疗策略与技术，还注重培养读者的临床思维能力，鼓励大家在面对复杂病例时，能够灵活运用所学知识，综合分析，做出最佳决策。同时，我们也强调了治疗过程中的人文关怀与医患沟通，以期在提升治疗效果的同时，减少医患矛盾，构建和谐医疗环境。

《心脑血管疾病治疗思维与护理技术》一书，条理清晰，重点突出，简洁实用。我们力求通过这本书，帮助医护人员建立起一套完整的心脑血管疾病诊疗与护理知识体系，提高他们在临床实践中的应变能力和综合素质。同时，我们也希望本书能够激发年轻医护人员的学习热情和创新精神，为推动我国心脑血管疾病诊疗与护理事业的进步贡献一份力量。

# 目　录

# 第一章　心脏血管系统疾病的诊断方法

【常见症状和体征】

（一）呼吸困难（dyspnea）

是指患者感到空气不足、呼吸费力，客观表现呼吸活动用力，重者鼻翼扇动，张口耸肩，甚至出现发绀，并有呼吸频率、深度和节律的异常，主要见于各种原因所致心力衰竭，包括左心和右心衰竭，但两者发生机制不同。

左心衰竭发生呼吸困难的主要原因是肺淤血和肺泡弹性减低，其机制为：

（1）肺淤血，使气体弥散功能降低。

（2）肺泡张力增高，刺激牵张感受器，通过迷走神经反射兴奋呼吸中枢。

（3）肺泡弹性减退，其扩张与收缩能力降低，肺活量减少。

（4）肺循环压力升高对呼吸中枢的反射性刺激。

左心衰竭引起呼吸困难的特点：活动时出现或加重，休息时减轻或缓解，仰卧时加重，坐位减轻。

急性左心衰竭时常出现阵发性呼吸困难，多在夜间发生，称为夜间阵发性呼吸困难。其发生机制为：

（1）睡眠时迷走神经兴奋性增高，冠状动脉收缩，心肌供血减少，降低心功能。

（2）仰卧位时肺活量减少，下半身回血量增多，致肺淤血加重，重者可发生“心源性哮喘”（Cardiac asthma）即气喘、面色青紫、出汗，有哮鸣音，咯浆液性、粉红色泡沫样痰，两肺底部有湿性啰音，心率加快。常见于高血压性心脏病，冠状动脉型心脏病，风湿性心脏瓣膜病和心肌炎、心肌病等。

右心衰竭时呼吸困难的原因主要是体循环淤血所致。其发生机制为：

（1）右心房与上腔静脉压升高，刺激压力感受器反射的兴奋呼吸中枢。

（2）血氧含量减少，以及乳酸、丙酮酸等酸性代谢产物增多，刺激呼吸中枢。

（3）淤血性肝大、腹水或胸腔积液，使呼吸运动受限。

（二）端坐呼吸（orthopnea）

患者表现不能平卧或不能长时间地平卧，斜靠位，甚至于端坐、双下肢垂于床边，不能平卧。其机制是：①平卧时下肢和腹腔的血液失去地心引力作用，返回心脏增多，加重了心脏的工作负荷；②平卧时肺活量降低，一般正常人平卧位的肺活量有轻度降低（-5%），但患者因肺淤血等因素，肺活量下降更多（可达-25%）。

（三）咳嗽（cough）

心脏和呼吸系统疾病都可以有咳嗽，但心脏疾病导致的咳嗽，其表现的病理生理特点不同。

（1）肺静脉高压，多表现为干咳。

（2）肺间质水肿或肺水肿，表现为泡沫样痰，可能带有血液。

（3）巨大左心房或动脉瘤压迫气管。

（4）肺梗死。

（四）咯血（hemoptysis）

心脏疾病患者引起的咯血其病理生理特点为肺静脉高压。支气管静脉和肺静脉间有吻合支，当肺静脉高压时累及支气管静脉，曲张的支气管静脉破裂出血，其临床特点是鲜红色血痰，量多少不等，从痰中带血到全血痰。血痰与肺静脉压力升高有关，由劳累诱发，休息自止，很少需要特殊处理，由于支气管静脉破裂为肺静脉高压所致，出血后压力下降，咯血自然终止。

（五）胸痛（chest pain）

与咳嗽相似，是不特异的征象，心脏疾病导致的胸痛有一定规律性，应注意与呼吸疾病引起的胸痛鉴别。

1.心脏性胸痛的病因　①急性或慢性心肌缺血；②主动脉夹层；③肺动脉高压；④急性心包炎；⑤肺梗死。

2.缺血性胸痛　冠状动脉硬化性心脏病是常见心血管疾病，造成的心肌缺血引起心绞痛或心肌梗死，主要表现为胸痛。

（1）绞痛：胸痛部位较固定，以左侧胸为主，可以放射到左肩、左胸壁内侧、后背颈两侧及下颌部。胸痛呈压迫或绞榨感，多是钝痛性质，很少是尖锐性的痛。疼痛多由劳累诱发，持续时间短约3～5min。停止劳累或含服药物后可缓解。

（2）心肌梗死：症状与上述相同，但程度严重并持续时间长，往往还伴有其他症状，如血压下降、出大汗、四肢厥冷等，如果不做特殊处理多不能缓解，并有致命的危险。

（六）晕厥（Syncope）

是由于一时性广泛的脑缺血、缺氧，导致大脑皮质一过性功能障碍，引起突然、可逆、短暂的意识丧失的一种临床病症。在发生意识丧失前常伴有面色苍白、恶心呕吐、头晕、出汗等自主神经功能紊乱现象。

1.病因和发病机制　脑组织是高代谢的组织，正常情况下，每100克脑组织每分钟约耗氧3.5mL、葡萄糖5.5mg，因此成人每天脑氧耗量约72L、葡萄糖140g。在休息状态下，脑血流量占心排血量的16%左右，占人体总耗氧量的20%左右，脑组织储存氧很少，约10mL。所以脑细胞对缺氧的耐受力差，脑血流中断10s则储存的氧消耗殆尽，脑电活动消失，5min脑组织中ATP即耗竭，脑组织储存糖原仅为2g，很快即耗尽。所以脑血流供应中断几秒钟即可出现意识丧失，引起晕厥。

引起脑血流量骤减的原因：

（1）心排血量突然减少或心脏停搏：实验证实，终止脑血灌注1.5~2s，人若处于直立位即可有头昏与无力感，3~4s后即发生意识丧失，人若处于卧位，5s后即可发生意识丧失。

（2）血压急剧下降：人在立位时约需3.3kPa（25mmHg）平均动脉压来维持脑血流灌注。当血压急剧下降时，脑灌注压受影响，脑血流量减少引起晕厥。

（3）脑血管广泛性闭塞：它可导致脑血流量不足，一侧大脑的大血管闭塞，对侧未闭塞的大动脉如再受压，即使在正常心排血量和血压情况下也可引起晕厥。

最常见引起晕厥的原因有：

（1）反射性晕厥：最常见，约占各型晕厥总数的90%，大多数是通过血管迷走反射，导致心脏抑制和全身血管扩张，引起回心血流量降低，心排血量降低而导致脑缺血、缺氧引起晕厥。它们多数系压力感受器反射弧传入通路上的功能障碍所致。临床上常见有单纯性晕厥（血管减压性晕厥）、直立性低血压晕厥、颈动脉窦过敏性晕厥、咳嗽性晕厥、排尿晕厥、吞咽性晕厥等。

（2）心源性晕厥：因心排血量突然减少而发生晕厥。常见原因有：①心律失常，常见有完全性房室传导阻滞，病态窦房结综合征、阵发性室上性或室性心动过速、心室扑动、心室纤颤等；②心脏搏出障碍，如急性心包填塞、急性心肌梗死与心绞痛、左房黏液瘤、主动脉或颈动脉高度狭窄等。

（3）脑源性晕厥：因脑部血循环障碍或脑神经组织病变所致的晕厥，临床上常见于高血压脑病、椎基底动脉供血不全、颈椎病、颅脑损伤等。

（4）代谢性晕厥：由于血液成分异常导致晕厥，常见于低血糖、一氧化碳中毒、呼吸衰竭时二氧化碳潴留等。

（5）精神性晕厥：癔症。

2.伴随症状

发作前有前驱症状如恶心、呕吐、头晕、耳鸣、眼黑、出冷汗、面色苍白等，多见于低血糖、血管迷走性晕厥；伴心悸见于心律失常等心源性晕厥；伴抽搐见于心室纤颤、心脏停搏、阿–斯综合征（Adams–Stokes）。

3.鉴别诊断

（1）昏迷：两者皆有意识丧失，但晕厥发病急骤，神志障碍持续时间短暂，发生晕厥前多有自主神经功能紊乱现象。昏迷发生相对缓慢，神志障碍持续时间长，引起昏迷的基础疾病多有病理反射。

（2）癫痫大发作：晕厥伴抽搐仅见于阿–斯综合征，癫痫大发作伴有抽搐，两者均有意识障碍。

（3）癫痫小发作：两者皆有意识丧失，持续时间皆短，但癫痫小发作前无先兆症状，不会跌倒，面色、血压、心率均无改变。晕厥的发作与终止均较癫痫小发作为慢，晕厥发作后感全身乏力，不愿活动，癫痫小发作后仍能继续工作或活动。

（4）发作性睡病：在任何情况下反复发生不可抑制的睡眠，可被唤醒，并无意识丧失。

（5）癔症：多见于年轻或中年女性，意识障碍不是真正的意识丧失，跌倒时常无外伤，发作时常可用暗示而终止或加重，发作时无苍白或出汗，血压和脉搏无变化。

（七）水肿（edema）

细胞外液中血管外的成分，包括组织间隙如体腔内积聚过量体液的疾病症状，统称为水肿。根据其不同的病因和形成机制，水肿可分为全身性和局限性水肿。积聚在胸腔、腹腔和心包腔内的游离液体分别称为胸腔积液、腹水和心包积液。全身性水肿主要是皮下组织间隙中积累了过量液体所致，细胞内可因水中毒而形成细胞内水肿，继而退化，死亡。细胞内水肿往往是脏器细胞功能衰竭，进入终末阶段时的变化。

1.病理生理　全身液体的1／3在细胞外空间。其中的25%是血浆，其余的是组织间液。水肿的形成取决于两方面的因素。

（1）血流动力学因素：①血浆胶体渗透压降低，最常见的原因是血浆蛋白水平降低；②毛细血管内流体静脉压升高，常见于静脉压升高、静脉血流受阻时；③淋巴管梗阻；④毛细血管内皮通透性增加。

（2）内分泌因素：①肾素血管紧张肽系统活化，醛固酮分泌增加，促进水钠潴留；②抗利尿激素分泌增加，也促进水钠潴留；③心钠素分泌不足，内皮素分泌和释放增加均可能增加内皮的通透性。

2.常见的临床综合征　许多临床综合征中可出现不同程度和不同类型的水肿。举例如下：

（1）右心衰竭：由于右心排血功能障碍，静脉血流受阻，静脉压升高，毛细血管静水压增加，毛细血管内皮通透性增加，表现为全身性皮下水肿、肝淤血等。水肿为可凹性，并且与体位有关，往往较低的部位水肿更明显。严重者可伴有胸腔积液、腹水。

（2）肾病综合征：以低蛋白血症为特征，血浆渗透压降低，毛细血管的通透性也增加。往往表现为全身性凹陷性水肿。严重者也可伴胸腔积液、腹水，甚至心包积液。

（3）肝硬化：以门静脉高压为主要特征，表现为腹水征阳性。有低蛋白血症时可更明显。

（4）急性肺水肿：左心衰竭时，左心排血功能减退，肺静脉血血流受阻，肺静脉压力增高，肺部毛细血管内皮通透性增加，导致肺泡和肺间质水肿。患者有呼吸困难，肺底部可听到湿啰音。

（5）营养不良：低蛋白血症（$<30\text{g}$）致血浆渗透压过低，全身可出现皮肤可凹性水肿。

（6）黏液水肿：甲状腺功能减退是主要原因，组织液中黏蛋白含量增多，组织液渗透压增高。

（7）心包积液：根据积液量的多少对心脏形成不同的压力。当压力使心脏的充盈受阻时，静脉系统内的静水压升高，产生和右心衰竭类似的水肿特征。

（8）局限性水肿：当局部的炎症、肿瘤或机械原因造成静脉或淋巴管血流障碍时，可出现受阻部位远端的局部水肿。

（八）发绀（cyanosis）

发绀是心血管疾病中的常见体征，其特征是黏膜和皮肤呈青紫色。

1.病理生理　体内还原血红蛋白（未经氧饱和的血红蛋白）绝对值超过5g/dl（6Vol/dl～7Vol/dl的不饱和度）。1g血红蛋白能够携氧1.34mL，5g/dl还原血红蛋白相当于外周血中未经氧饱和血6.7mL/dl。

毛细血管内还原血红蛋白的正常含量可用动脉和静脉不饱和度的平均值推测。血红蛋白的正常含量为15g/dl，携氧能量20Vol/dl，动脉氧饱和血19Vol/dl，未饱和血1Vol/dl（相当于95%饱和度）。混加静脉氧饱和血14Vol/dl，未饱和的6Vol/dl。因此，正常毛细血管内不饱和血约为3.5Vol/dl，低于3g/dl的还原血红蛋白。

根据以上计算可知血红蛋白含量也是影响发绀是否出现的另一重要因素。倘若血红蛋白很高（多血红蛋白血症），血氧不饱和度仅需稍有增加便会出现发绀，而重度的贫血，却不容易表现发绀。

2.分类及临床表现（以心脏病时出现发绀为主）

（1）中心性发绀：指发生于心脏及肺脏器官水平的发绀，即血氧饱和度降低引起。发生于右到左分流的先天性心脏病，如Falot四联症、艾森曼格综合征（Eisenmenger syndrome）等，以及因肺动脉压升高致间隔缺损、晚发的右向左分流，其机制是由于心脏及大血管存在异常通道，部分静脉血未通过肺进行氧合作用，即经异常通道混入体循环动脉血中，如分流量超过心排血量的1/3时，即可引起发绀，在重度心力衰竭时，由于肺淤血影响气体交换，影响氧合而产生中心性发绀。本类型发绀在运动时加重，如长期存在，可出现血红蛋白增多及杵状指（趾）。

（2）周围性发绀：由于周围血流循环障碍，外周血流速度过于缓慢，单位时间内组织摄取过多的血氧，其特点是发绀常见于肢体的末梢与下垂部分，如肢端、鼻尖、耳垂，经按摩或加温使之温暖，发绀即可消失。分为两种：①淤血性周围性发绀：如右心衰竭，缩窄性心包炎局部静脉病变（血栓静脉炎、下肢静脉曲张等）：其机制为体循环淤血，周围血流缓慢，氧在组织中被过多摄取所致；②缺血性周围性发绀：常见于严重休克，由于周围血管收缩，心排血量减少，循环血容量不足，周围组织血流灌注不足、缺氧导致皮肤黏膜青紫色。

（3）混合性发绀：上述二者并存，见于心力衰竭时因血流缓慢，周边组织摄氧多，毛细血管内血液脱氧过多所致。

（九）心悸（palpitation）

是一种自觉心脏跳动的不适感或心慌感，是主观感觉及客观征象的综合症状，主观上患者感觉心脏跳动快速、不整或搏动有力。客观检查可见心跳频率过快、过缓或不齐，即有心率和心律的变化。但心悸本身临床意义不大，不能完全与心脏病等同。

1.病理生理

（1）心率的变化：是心脏一项重要的代偿机制。它受自主神经系统支配，调节迅速，容易适应代谢变化。可有生理性如健康人剧烈运动或情绪紧张；饮酒、茶、咖啡等；药物如阿托品、麻黄素、咖啡因等。病理情况见于心室肥大；其他引起心脏搏动增加的疾病如甲状腺功能亢进、贫血、发热、低血糖症、嗜铬细胞瘤引起的肾上腺素分泌增多。心率加快也可发生心悸。

（2）心律的变化：正常心律规整、静息状态下每分钟为60～100次，心率不规则的变化产生心律失常，可有心悸感觉，常见的有心动过速、心动过缓及各种心律失常。

2.诊断要点

（1）病史：心悸发作和好转规律如何；发作时心率和心律的变化如何；有无诱因；如何缓解；治疗后反应如何。

（2）体检：注意心脏本身情况外，尚需注意全身状况及局部表现，如甲状腺功能紊乱、贫血等，此外还需注意伴随症状，如伴有心前区疼痛、抽搐、发热等表现，临床上应全面考虑。

【病史采集】

（一）病史采集的重要性

病史是最基本、最重要的诊断资料，它既可以为医师提示诊断的思路和范围，又可为进一步检查提供线索。在某些情况下，病史的重要性更为突出，如一些疾病在某一阶段可只有症状，而无体征，病史就成为诊断的主要依据；某些疾病具有典型症状，只听患者叙述，就可考虑该病的诊断，例如典型的心绞痛。

通过进行病史的采集还可以估计病情的严重程度，了解患者的个性特点和心理素质，建立与患者的良好关系，更好地进行治疗工作。

（二）症状特点

患者可以患有心脏病而无症状，或可出现一些非心脏疾病的症状。而由心脏病引起的各种症状也可出现于身体其他系统，从而误诊为非心脏性疾患。反之，一些非心脏性疾患也可引起类似心脏病的症状，而误诊为心脏病。所以，应当详尽地询问和描述一切症状的特点。

（三）常见症状特点

1.胸痛

（1）心绞痛：①心绞痛的特点是阵发性发作的胸部不适，常发生于冠状动脉血流量不能满足心肌代谢需要时；②疼痛发生在胸骨后并常放射到颈部、下颌和上肢。疼痛还往往越过心前区放射到左肩和左上臂；③心绞痛通常描述为固定隐痛，也被描述为缩窄样、压迫样或膨胀样疼痛，也往往表现为烧灼痛，“消化不良”或“烧心感”；④心绞痛可以自轻度疼痛至难以忍受的剧痛，发作次数也可不一；⑤心绞痛发作通常仅持续数分钟，一般不超过15 min，舌下含用硝酸甘油片或硝苯地平可加速疼痛缓解，缩短持续时间；⑥心绞痛发作经常出现于劳累、情绪紧张、吸入寒冷空气或饭后。疼痛也可出现于休息时（自发性心绞痛）或使患者在入睡中疼醒（变异型心绞痛）；⑦心绞痛发作可伴有心悸、头晕和恶心等症状。

（2）心肌梗死的疼痛在以下几方面与心绞痛不同：

①心肌梗死的疼痛常更为严重；②心肌梗死的疼痛可持续数小时，偶尔可表现为轻度不适、压迫感或灼痛，可持续1～3天甚至更长；③心肌梗死的疼痛常不为硝酸甘油所缓解；④心肌梗死的胸痛经常伴有心源性休克、急性充血性心力衰竭和致命性心律失常等各种严重表现，甚至以这些为首发症状。

（3）心包炎：①疼痛为锐痛且常是严重的；②疼痛位于心前区并可放射至肩部和颈部；③疼痛可因深吸气、咳嗽或转身而加剧，而前倾位则可使之减轻；④胸痛的性质和其他伴随表现可差别很大，常取决于引起心包炎的基本病因（如结核性、特发性等）。

（4）心肌炎和心肌病：①心肌炎伴有心包炎所产生的胸痛，常与单纯性心包炎相类似；②肥厚型梗阻性心肌病的胸痛以及心电图表现有时可酷似急性心肌梗死。

（5）肺动脉栓塞：①胸痛常为骤然发生的锐痛，并随呼吸而加剧，常伴有明显的呼吸困难；②新近手术史，妊娠史、创伤史、久卧、久坐或久立史，或有使用口服避孕药史（通常同时吸烟），有助于本病诊断。

（6）夹层主动脉瘤：①胸痛常为突发性撕裂样锐痛，程度剧烈而难以忍受，疼痛在起病初即达最严重程度；②疼痛位于前胸，常放射至头、颈、上肢背部或腹部；③疼痛并不因呼吸而加剧；④常随之出现血管阻塞的症状，如一侧桡动脉搏动减弱和消失，常伴呼吸困难。

（7）二尖瓣脱垂综合征：①二尖瓣脱垂综合征引起胸痛常为短暂的胸痛，并与劳累无关，位于心尖附近或左侧胸部；②可伴有心悸、呼吸困难、疲乏和晕厥发作；③胸痛虽可类似心绞痛或心肌梗死，但通常并不典型。

（8）心脏神经症性胸痛：①疼痛常位于乳房下，或经常变动，很少有放射；②胸痛常为短暂的（数秒钟）刺痛或较久的（数小时）隐痛；③疼痛通常发生在疲劳以后，并不发生在劳累时，适当体力活动反而感觉舒展；④疼痛常伴有心悸、疲乏及其他神经症症状。患者有时觉气短而善叹息，深吸气即感舒服；⑤硝酸甘油雾化无效，或十多分钟以后才见效。

（9）呼吸系统疾病：①胸痛常伴有咳嗽；②常因咳嗽或深吸气疼痛加剧；③常伴有原发病的症状、体征。肺炎、气胸、胸膜炎、肺癌等呼吸系统疾病均可引起胸痛。

（10）引起胸痛的其他疾患　肺动脉高压、肩–手综合征，食道功能障碍或破裂、食管裂孔疝、贲门灼痛、胃及十二指肠疾患、胆囊疾患。

（11）胸壁痛　引起胸壁痛的临床疾患可有以下几种：Tietze综合征（肋软骨炎）、剑突痛、肌筋膜痛、肋骨骨折、滑动肋骨综合征、带状疱疹、胸壁血栓性静脉炎。

2.呼吸困难　是患者主观上空气不足呼吸艰难之感觉，其病因可为充血性心力衰竭、慢性肺部疾病、左心衰竭、肺动脉栓塞，也可由焦虑和过度换气所诱发。

3.心悸　是患者感到自己心脏在“快速跳动”“不规则跳动”“剧烈跳动”或“漏跳”而出现的不适感，心悸的基本原因是各种心律失常。此外剧烈运动、焦虑、主动脉瓣狭窄或高动力心脏综合征所引起的心室强力收缩可使患者产生相似的感觉。注意心悸伴有潮红、出汗和心痛者常提示嗜铬细胞瘤可能。

4.晕厥　是由于大脑一时性、广泛性供血不足所引起的突发性短暂意识丧失，其与昏迷的区别在于持续时间短暂。通常晕厥可根据与以下情况的关系而确定晕厥的原因。

（1）活动：主动脉狭窄多于活动时发生。

（2）心悸：晕厥前心悸，提示系心律失常所引起。

（3）咳嗽：剧烈咳嗽后发生晕厥，常见于慢性肺部疾患。

（4）体位：突然起立时发生晕厥，常见于血管抑制性晕厥，也可是直立性低血压，此情况可由颈动脉狭窄（由于动脉粥样硬化）、糖尿病或降压药所引起，与颈部活动有关的晕厥，则可能与颈动脉狭窄或颈动脉窦过敏性晕厥有关。妊娠后期或腹腔内巨大肿瘤的患者仰卧时可发生晕厥，称为仰卧位低血压综合征。

5.疲劳　可由于心血管疾病、电解质紊乱（如低钾）、降压药物应用、二尖瓣脱垂综合征。此外焦虑患者多在休息时有疲劳感。

6.咯血　发生于心血管方面的原因可有：二尖瓣狭窄，肺梗死，艾森曼格综合征，肺动静脉瘤破裂，主动脉瘤破裂（常为梅毒性）穿入气管，肺含铁血黄素沉积症等。

7.发绀　可由先天性心脏畸形伴有右向左分流及严重左心衰竭和肺动脉栓塞引起。

8.液体潴留　可由肾病、肝病、低蛋白血症或静脉血流障碍等引起，各具有其特点。

（四）过去医疗史

过去医疗史对于理解当前心血管疾病病情有很大的作用。如：①明确的冠心病史有助于阐明反复发作的胸痛。②梅毒感染史可能解释主动脉瓣关闭不全。③过去的创伤史可说明新近发现的动静脉瘤、主动脉瓣关闭不全，心包炎和许多难以解释的心血管问题。④患者有生长缺陷、耳聋和白内障，追问母亲妊娠3个月内有风疹史，则可提示患有动脉导管未闭。⑤怀疑年轻妇女可能患有肺动脉栓塞或急性心肌梗死时，口服避孕药史对于迅速做出正确诊断极为重要。⑥与预激综合征有关的快速性心律失常的病史，有助于多种心律失常的诊断和治疗。⑦如果有风湿性心脏病、先天性心脏病，经常使用成瘾药病史者则更为容易和迅速做出细菌性心内膜炎的诊断。

【体检诊断】

心血管系统体检中的异常体征往往是病理生理学改变所产生的表现。这不仅有助于心脏病做出基本诊断，还能为病因和病情严重程度提供有价值的线索，而且对各种诊断和治疗方法的选择及疗效评价提供有用的信息。所以体检诊断是临床工作中最基本且不可能被取代的方法。一名医师应掌握规范化的视、触、叩、听方法来进行体格检查，以避免错误和遗漏，更重要的是要了解体检发现的异常体征的产生机制和临床意义，以做出正确诊断。

（一）视诊

1.一般外观

（1）肥胖可以是多种症状的原因也可以是多种疾病的表现。此外肥胖是发生心血管疾病包括心绞痛和心肌梗死最常见的危险因素之一。许多肥胖者患有高血压病，其中一些还患有糖尿病。肥胖者还常可发现高脂血症。

（2）明显恶病质表明可能有器质性心脏病或其他基础疾病所致的严重衰弱。

（3）体格瘦长，手指和脚趾细长呈蜘蛛足样，胸部狭长呈鸡胸，提示马凡（Marfan）综合征。

2.周围循环　仔细察看口唇、皮肤和肢体的色泽是很重要的，因为异常的皮肤色泽可反映周围循环的情况，提示某些心脏疾病的存在。

（1）全身性皮肤苍白或颜色变浅，提示心排血量减低或各种原因所致的贫血。

（2）局部皮肤苍白或营养障碍，提示有暂时性或持久性的局部血流减少，其原因有：①动脉闭塞性疾病；②雷诺氏现象（Raynaud' s Phenomenon）。

（3）伴有外周血管扩张的全身皮肤潮红，反映存在高心排血量。可见于：①妊娠；②动静脉瘘；③甲状腺毒症。

（4）发绀分两类，即周围性和中心性。周围性发绀是由于低心排血量的情况下，周围循环血流减少或淤滞，组织对氧的摄取量增加所致，其特点为：①发生在身体的暴露部位；②伴有皮肤温度降低；③皮肤加温后发绀消失。

中心性发绀是由于心脏结构的异常造成大量静脉血混入左心室；或因肺通气或换气功能的障碍使血液在肺内未得到充分的氧合，其特点为：①皮肤和黏膜弥漫性发绀；②皮肤温度正常；③皮肤加温后发绀并不消失；④伴有动脉血氧饱和度降低；⑤在血循环中，还原血红蛋白至少要在5 g/dl以上才能出现发绀，所以重度贫血患者可不出现发绀；⑥若并发肺动脉高压，未闭的动脉导管内血流方向发生逆转，因为右向左分流发生在锁骨下动脉和颈动脉水平之下，可造成头部和上肢的皮肤色泽正常而下肢出现发绀（差别性发绀）；⑦如上肢发绀较下肢明显，则提示大血管完全性错位伴有动脉导管前缩窄或主动脉阻断。

3.杵状指（趾）

（1）杵状指特点是指（趾）甲过度凸起，指（趾）甲和皮肤皱襞之间角度消失，手指和脚趾最末指（趾）节增宽变厚，外形呈鼓槌状。

（2）双侧杵状指（趾）常见于中心性发绀的先天性心脏病和严重的慢性肺源性心脏病患者。亚急性感染性心内膜炎也可出现轻度的杵状指，但无发绀。

（3）单侧杵状指可见于锁骨下动脉、无名动脉和主动脉弓的动脉瘤等压迫一侧手臂血管时。

（4）也可出现于非心脏性疾病，如肺癌、慢性肺化脓症、肝硬化、慢性溃疡性结肠炎及肠结核等。

（5）也可见于身体其他方面正常的家族性畸形者。

4.头部视诊

（1）头部随颈动脉搏动而摆动，称为De.Musset氏征，见于严重的主动脉瓣关闭不全。

（2）两颊紫红、面色晦暗，口唇发绀，称为二尖瓣面容，见于二尖瓣狭窄。

（3）上睑内侧的扁平隆起的黄色斑块称为眼睑黄色瘤，见于血脂代谢紊乱或糖尿病患者。手、肘、膝、足等部位的肌腱黄色瘤，也有同样的意义。

5.颈部视诊

（1）颈静脉：

①健康人坐位时看不到颈静脉，卧位时看到锁骨上一小段静脉（不超过锁骨上缘至下颌角长度的1/3左右）。②坐位时颈静脉明显充盈者，称为颈静脉怒张，提示由于静脉血流受阻而使其阻力升高；若半坐位呈45°角时，始可见颈静脉充盈者，提示静脉压轻度至中度升高。造成静脉压升高的最常见原因是右心衰竭（不论何种原因引起者），也可见于心包积液或缩窄性心包炎及肿瘤压迫时，胸腔内压力升高，最显著的例子是做乏氏动作（Valsalva Maneuver）时，也可引起静脉压升高，故当进行颈静脉检查时，患者应保持平静呼吸。③如果静脉压并未升高，则应检查是否存在肝颈静脉反流征。在右上腹部重压30～60s后，如果颈静脉充盈水平升高，则肝颈静脉反流征为阳性，表示右心室不能接纳由于压迫腹部所增加的回流血量。④卧位时颈静脉萎陷不见，称为颈静脉萎陷，见于明显脱水及休克等末梢循环衰竭时。⑤明显的颈静脉搏动，见于三尖瓣关闭不全。但应注意与颈动脉搏动的区别：a.颈静脉搏动不能触及；b.只要将一个手指轻按在锁骨上方的静脉上面，即能使颈静脉搏动消失；c.当患者从卧位坐起，正常的颈静脉搏动和扩张即可减弱；d.由于吸气可使右心充盈增加，因而

可使颈静脉搏动和扩张减弱；乏氏动作的结果恰恰相反。

（2）颈动脉：健康人安静时颈动脉搏动不明显，仅见于剧烈运动时或心搏出量增加时。如在安静状态下看到明显的颈动脉搏动，提示脉压显著增高，见于主动脉关闭不全，主动脉瘤、甲状腺功能亢进、严重贫血和血压增高等。

6.胸部视诊（心尖冲动）

（1）正常人心尖冲动位于左侧第5肋间锁骨中线内侧约0.5-1cm处，其搏动范围直径约2-2.5cm。

（2）左心室增大时，心尖冲动向左下移位，右室增大时，心尖冲动向左移位；先天性右位心时，心尖冲动在胸部右侧。

（3）胸部疾患如胸腔积液或气胸、粘连性胸膜炎或肺不张均可使心尖冲动移位。

（二）触诊

1.动脉搏动

（1）检查动脉搏动的目的：①确定心率和基本心律以及任何额外搏动（如识别脉搏短路）；②确定动脉是否通畅，了解循环状态；③确定有否对某些心脏病具有诊断价值的体征（如交替脉）。

（2）动脉搏动的检查方法：①一般检查动脉搏动常在两侧桡动脉处，必要时也应当检查两侧肱动脉、颈动脉、股动脉及足背动脉；②正常人动脉搏动速率为每分钟60~100次；节律规整，强度适中，动脉壁有弹性，按之稍有阻力；③测定动脉搏动的同时听诊心率以做比较；④同时对桡动脉和股动脉进行触诊，以确定两者相对的搏动时间。正常股动脉搏动恰在桡动脉之前到达。观测股动脉到达延迟，常提示在左锁骨下动脉起源以下的主动脉存在阻塞（如主动脉缩窄）或双侧髂动脉存在病变；⑤同时对外周动脉和颈动脉进行触诊，正常外周动脉搏动比颈动脉搏动到达得迟；因为动脉搏动在向外周传播时会有变形，作为提供左心室射血的信息来说，检查外周动脉搏动不如颈动脉搏动准确。

（3）动脉搏动异常：①动脉搏动的波幅取决于以下因素：a.左心室每搏量；b.射血速率；c.脉压；d.动脉血管床的扩张度；e.外周血管阻力；f.所触诊的外周血管与心脏的距离。②动脉搏动幅度减小见于每搏量减少、脉压变窄或外周血管阻力增加。可见于：a.心力衰竭；b.血流受阻，可见于瓣膜狭窄；c.心室充盈受阻，可见于缩窄性心包炎。③洪脉或高动力性脉搏见于每搏量增加、脉压增宽或外周血管阻力降低。可见于：a.应激运动或发热；b.主动脉瓣关闭不全；c.颈动脉粥样硬化；d.妊娠、高动力性心脏综合征；e.甲状腺功能亢进症。

（4）动脉搏动的特殊异常：①交替脉：节律正常而交替出现一强一弱的脉搏。见于冠心病左心衰竭、心房扑动、重症高血压、大量心包积液等；②奇脉：正常人吸气时脉搏较强而快，呼气时变弱而慢。奇脉于吸气时脉搏减弱甚至消失，见于心包积液、严重肺气肿、支气管哮喘；③水冲脉：令患者手臂高举时触诊则更易触清，触诊手指感觉搏动急促有力，落下迅速空虚，是脉压增大的表现，见于贫血、甲状腺功能亢进症，主动脉瓣关闭不全、主动脉窦破裂、动脉导管未闭和动静脉瘘等。

2.心前区触诊

（1）心尖冲动触诊：对视诊的进一步证实，其意义相同。

（2）右心室触诊：正常情况下不能触及右心室搏动，当有右心室肥大，常可在胸骨左缘下部（剑突下）触及收缩期抬举，在慢性肺部疾病患者尤其如此。

（3）肺动脉触诊：当存在肺动脉高压时，可在胸骨左缘上端触及收缩期肺动脉搏动。

（4）心前区震颤：是一种细小颤动，与猫呼吸时在其气管处所触到的震动感觉相似，故也称猫喘。通常有震颤一定有杂音存在，但有心脏杂音时，却不一定能触到震颤。各瓣膜区震颤在相应位置可触到。

（三）叩诊

1.正常心浊音界 正常成人心脏左右相对浊音界与前正中线的距离。

2.心脏浊音界的改变 在某些情况下，心浊音界的大小形态、位置可发生改变。

（1）心脏本身的因素

①右位心：心浊音界的位置整个发生相应变化；②右室显著增大时，心浊音界向左、右两侧扩大及左侧扩大为著；③左室显著增大时，心浊音界向左下扩大形态如楔形，常见于主动脉瓣关闭不全，故称主动脉型心；④左心房和肺动脉扩大时，可使心腰部饱满或膨出，使心浊音界外形呈梨形，常见于二尖瓣狭窄，故称二尖瓣型心；⑤主动脉扩张、主动脉瘤及纵隔肿瘤时，心底部浊音界扩大；⑥左、右两侧心浊音界扩大，见于心肌炎、心肌病、全心衰竭、心包积液等；大量心包积液时，心浊音界呈三角形烧瓶状，但可以随体位改变而变化。

（2）心外因素

胸部疾患如左侧张力性气胸、左侧胸腔积液、肺气肿时可使心浊音界变小或不易叩出。妊娠末期、腹腔大量积液或巨大肿瘤也可使心浊音界发生改变。

（四）听诊

1.听诊方法 力求在无噪声的环境中检查，取平卧位或坐位，必要时可采用不同体位。高音调心音和杂音，使用膜型听诊器听诊最为清晰，包括瓣膜关闭音、收缩期喷射性和非喷射性喀喇音、返流性杂音、室间隔缺损的收缩期杂音；对于低音调心音和杂音，需用钟形听诊器，包括奔马律、二尖瓣和三尖瓣狭窄的杂音。

2.听诊区 心脏各个瓣膜产生的心音、杂音，常常沿血流方向传导到前胸壁的不同部位，听诊时此处听诊最为清晰，称为听诊区，心前区有五个标准的听诊区。

（1）二尖瓣区 听诊部位在心尖区。

（2）肺动脉瓣区 胸骨左缘第2和第3肋间。

（3）主动脉瓣区 胸骨右缘第2肋间。

（4）主动脉瓣第二听诊区 胸骨左缘第3、4肋间。

（5）三尖瓣区 胸骨右缘第4及第5肋间。

3.听诊的内容和顺序

听诊的主要内容有：心率、心律、心音的强弱、额外心音及心脏杂音。

听诊的顺序临床常用主次顺序：二尖瓣区→主动脉瓣区→主动脉瓣第二区→肺动脉瓣区→三尖瓣区。

4.心音及其变化

（1）第一心音（$S_1$）：多数学者认为$S_1$主要成分由房室瓣关闭所产生。

正常二尖瓣关闭要比三尖瓣关闭早0.02～0.03s，故听到S1分裂是一种常见的正常现象，但心尖区$S_1$明显分裂，可能提示左束支传导阻滞。在二尖瓣狭窄、高动力状态（如发热、贫血、甲亢等）以及P-R间期缩短，通常在心尖区可听到响亮的$S_1$。

（2）第二心音（$S_2$）：多数学者认为$S_2$主要由半月瓣（肺动脉瓣和主动脉瓣）关闭所产生。

$S_2$的生理性分裂由于肺动脉瓣和主动脉瓣并非同时关闭所造成，主动脉瓣关闭在先，由于吸气时静脉血流增加，右室排空延迟，以致在吸气时第二心音分裂最为显著。

当主动脉关闭明显延迟，以致肺动脉瓣首先关闭时，可使$S_2$发生逆分裂，在此情况下$S_2$分裂在呼气比吸气更为明显。多见于左束支传导阻滞、主动脉瓣狭窄以及由于缺血或心肌病引起的左心室功能不全。

典型的$S_2$固定性分裂见于房间隔缺损。

$S_2$主动脉成分的强度在高血压病时增加，在主动脉狭窄则使其减弱。

5.额外心音

（1）奔马音或奔马律：青年人出现第三心音属于正常现象称生理性第三心音，而奔马音是指存在病理性的第三或第四心音或二者均有。它可产生类似奔马的韵律。心尖区听诊最清楚，转向左侧卧位，则这种心音可以增强。①房性奔马律是由于心房收缩驱使血液迅速充盈心室所致，它紧紧靠近第一心音之前出现，相当于第四心音出现的时间，故也称收缩期前或舒张晚期奔马律。房性奔马律几乎总代表心室顺应性受损，在不同程度房室传导阻滞时，更易于听到，常见于冠心病、心肌病、主动脉狭窄等。②室性奔马律出现于舒张早期心房血液快速充盈到扩大的心室时，大约在$S_2$主动脉成分后0.15s。从时间和性质上，室性奔马律和青年人生理性第三心音相同。呈低音调，可出现于心室容量负荷过度或心肌损伤的一些情况，如二尖瓣或主动脉瓣关闭不全、左向右分流、冠心病心肌病。

（2）喷射音：是发生于心室射血开始时，可能由于半月瓣以上的血管发生突然的扩张所产生的高音调音，主动脉、肺动脉喷射音在主动脉瓣和肺动脉瓣区听诊最清楚。

（3）收缩期喀喇音：是二尖瓣脱垂综合征患者最重要的体征之一，是由于收缩期二尖瓣腱索及瓣膜突然拉紧引起。

（4）房室瓣的开放拍击音：单纯二尖瓣狭窄时，由于舒张早期血流自左心房迅速冲入左心室时，冲击狭窄的、尚有一定弹性的二尖瓣瓣膜而产生的高调声音称为二尖瓣的开放拍击音，可发生在二尖瓣狭窄的大多数病例中。当第二心音主动脉瓣成分和开放拍击音之间期（$A_2$-OS间期）相对缩短提示严重二尖瓣狭窄。

（5）心包摩擦音：是一种时限短的刮擦样声音，性质粗糙，近如在耳边。可有三种成分构成，相当于心室收缩和舒张、心房收缩。其强度随呼吸而变化，采用前倾位或以手和膝盖撑在检查台上，听诊最为清晰，以心包积液为多见，但积液量大时则听不到。

6.杂音

心脏杂音是当血液流经狭窄或不规则的区域时，血流速度突然增快形成旋涡而产生的一系列连续振动所致。当大量血液流经正常大小瓣膜口时，由于相对狭窄也可出现杂音。心脏杂音必须根据以下几点确定：

（1）在振动周期中的时间：收缩期杂音（SM）始于$S_1$或$S_1$之后，终于$S_2$或在$S_2$之前。舒张期杂音（OM）始于$S_2$或$S_2$之后，终于下一个心动周期的S1或在其前。连续性杂音始于$S_1$和$S_2$之间，并延续至舒张期。

收缩早期杂音：始于$S_1$而终于$S_2$之前，与$S_2$之间存在一空隙，可发生于急性二尖瓣关闭不全，伴有肺动脉高压的室间隔缺损或者无肺动脉高压的小的室间隔缺损。

收缩中期喷射性杂音：该杂音可因主动脉瓣或肺动脉瓣狭窄（包括瓣上和瓣下狭窄）射血速率增加，主动脉瓣或肺动脉瓣扩张而产生。有时该杂音可出现于正常人，尤其是青年人，此杂音在$S_1$后短时间内开始，其特点是在$S_1$和杂音起始部之间，在杂音终止部和$S_2$之间均存在一定空隙，呈递增递减型。

收缩晚期杂音：发生在心室开始射血之后，并持续到$S_2$或遮盖$S_2$，常见的原因是二尖瓣脱垂综合征和乳头肌功能紊乱，在心尖部听诊清楚。

全收缩期杂音：是在整个收缩期内，血液由压力高的区域流向压力低的区域所产生。其特点是紧接在$S_1$后就开始，这是因为在收缩最开始阶段心室压力就大于心房压力。可持续到$S_2$甚至遮盖$S_2$。二尖瓣反流的杂音可以从心尖部放射到左腋下，或沿胸骨左缘放射到主动脉瓣区；三尖瓣关闭不全的杂音可随吸气而增强，这是和二尖瓣反流或室间隔缺损相区别的重要特点。

舒张中期杂音：最通常是由于二尖瓣、三尖瓣狭窄引起心室充盈受阻所产生，故也称充盈性杂音，特点是呈低音调并有隆隆样杂音，杂音由开放拍击音为起始，在舒张中期杂音强度减弱。窦性心律时，随着心房收缩杂音可再度变响（所谓收缩前增强），主动脉关闭不全也可在心尖区产生舒张期隆隆样杂音（称Austin–Flint杂音），它是由于舒张期主动脉瓣反流的血流冲击二尖瓣前叶，造成二尖瓣的“狭窄”而产生的杂音。

舒张早期杂音：是由于主动脉瓣和肺动脉瓣关闭不全，血流返流所致。主动脉瓣反流的杂音始于$S_2$的主动脉瓣成分，就是心室压力降至主动脉舒张压力之下此杂音立即产生。一般呈递减型，即随主动脉内压力逐渐降低，杂音强度逐渐减弱，由于血流速度快，该杂音呈高调杂音性质类似呼吸音。返流的严重程度和杂音持续时间呈反相关。当严重返流时，主动脉舒张压迅速下降，并较早降至心室压水平，导致杂音强度显著减轻或消失。由于肺动脉高压引起肺动脉关闭不全，舒张期压力阶差较大，所以杂音呈高音调，并紧随$S_2$而出现，在整个舒张期持续存在，称为Graham-Stecll杂音。

连续性杂音：表示某处存在着由高到低的压力阶差，而使血流从收缩期到舒张期持续流经该处，通常由于下列四种血流动力学机理中的一种引起。a.主肺动脉连接（动脉导管未闭）；b.动静脉交通；c.狭窄两端持续存在压力阶差，如严重颈动脉阻塞性病变；d.血流迅速经过无狭窄的血管，如肺动脉瓣关闭时的支气管动脉侧支或静脉杂音（venous hums）。

（2）杂音的强度：杂音按照响度分级（一般分为Ⅰ~Ⅵ级），主要用于收缩期杂音。

Ⅰ级杂音：强度最低，很微弱，需仔细听诊方可闻及，易被忽略无震颤。

Ⅱ级杂音：强度低，但将听诊器置于胸壁即可听到，无震颤。

Ⅲ级杂音：中等强度，明显杂音，较响亮，无或可能有震颤。

Ⅳ级杂音：响亮，有震颤。

Ⅴ级杂音：很响，杂音很强且向四周甚至背部传导，但听诊器离开胸壁听不到，有明显震颤。

Ⅵ级杂音：最响，杂音震耳，即使听诊器离胸壁一定距离也能听到，伴有强烈震颤。

（3）杂音的音调：有高音调、低音调等的不同。

（4）杂音类型：有递增型、递减型、递增递减型等的不同。

（5）杂音性质：有如隆隆样，吹风样、哈气样、海鸥鸣样、刮擦样、粗糙、柔和等。

（6）杂音最响部位：一般杂音最响部位提示该听诊区相应瓣膜的病变。

（7）杂音的传导方向：杂音常沿着产生杂音的血流方向传导，杂音传导越远声音越弱，但性质保持不变。根据杂音的最响部位和传导方向，可判断杂音的来源及病理性质。①二尖瓣关闭不全的收缩期杂音在心尖部最响，向左腋下传导，二尖瓣狭窄的舒张期杂音常局限于心尖部。②肺动脉瓣产生的杂音常局限在肺动脉瓣区。③主动脉狭窄的收缩期杂音以主动脉瓣区最响，可向上传导到颈部。主动脉瓣关闭不全的舒张期杂音以主动脉瓣第二听诊区最响，向胸骨下端甚至心尖部传导。④三尖瓣产生的杂音一般都局限于胸骨下端。

（8）与呼吸的关系：起源于右心的杂音，深吸气时杂音增强，而左心的杂音，呼气时增强。这是由于深吸气静脉回心血量增加和肺循环血容量增加，使右心排血量相对较左心排血量增加，使右心的杂音增强，深呼吸的影响恰好相反。

（9）与体位的关系：主动脉关闭不全的杂音，可仅在患者采取前倾位并深呼气时才可听到。二尖瓣狭窄的舒张期隆隆样杂音，当患者采取左侧卧位时听得最为清晰。二尖瓣脱垂综合征患者的喀喇音或收缩期杂音，有时只有采取直立位时才能听到。心包摩擦音可以间歇地听到；但某些体位可使这种体征更易出现，一般当患者采取前倾位呼气后屏住气，则心包摩擦音可听得最为清晰。当体位改变时，心房黏液瘤的杂音常消失或减轻，这取决于黏液瘤造成瓣膜梗阻的程度。

（10）心脏听诊中的有用方法：①姿势：患者在坐位时突然起立，静脉回流减少。这可使肺动脉瓣和主动脉瓣狭窄的杂音减弱，但可使特发性肥厚型主动脉瓣下狭窄的杂音增强。②乏氏动作：通过增加胸膜腔内压而使静脉回流减少。③亚硝酸异戊酯应用法：亚硝酸异戊酯为血管扩张剂，能明显减低全身外周血管阻力，而使心排血量反射性增加，从而可使大多数“向前流动”的杂音增强。可使主动脉瓣、二尖瓣和肺动脉瓣关闭不全的反流性杂音强度减弱。对于区别器质性二尖瓣狭窄的杂音和主动脉关闭不全 。

# 第二章　高血压

原发性高血压是以血压升高为主要临床表现的综合征，通常简称为高血压。目前我国采用国际上统一的血压分类和标准，高血压定义为收缩压≥140 mmHg和（或）舒张压≥90 mmHg。按照病因高血压可分为原发性和继发性两大类。原发性高血压的病因为多因素，是遗传易患性和环境因素相互作用的结果。原发性高血压通常起病缓慢，早期常无症状，可以多年自觉良好而偶于体检时发现，少数患者则在发生心、脑、肾等并发症后才被发现。患者可有头痛、眩晕、气急、疲劳、心悸、耳鸣等症状，但不一定与血压水平相关。高血压流行与年龄、性别、地理分布、季节、饮食习惯、经济文化发展水平及人群肥胖程度和精神压力有关。继发性高血压是指由某些确定的疾病或病因引起的血压升高，约占所有高血压的5%。

【诊断依据】

（一）临床表现

高血压病根据起病和病情进展的缓急及病程的长短可分为两型，缓进型和急进型高血压，前者又称良性高血压，绝大部分患者属此型，后者又称恶性高血压。

1.缓进型高血压病　多为中年后起病，有家族史者发病年龄可较轻，起病多数隐匿，病程进展缓慢，病程长。早期患者血压波动，血压时高时正常，为脆性高血压阶段，在劳累、精神紧张、情绪激动时易患血压升高，休息、去除上述因素后，血压可降至正常。随着病情的发展，血压可逐步升高并趋向持续性或波动幅度变小。患者的主观症状和血压升高的程度不一致，约半数患者无明显症状，只是在体格检查或因其他疾病就医时发现有高血压，少数患者则发生心、脑、肾等器官的并发症时才明确高血压病诊断。

患者可头痛，多发生在枕部，尤易发生在睡醒时，尚有头晕、头胀、颈部绷紧感，耳鸣、眼花、健忘、注意力不集中、失眠、烦闷、乏力、四肢麻木、心悸等。这些症状并非都是由高血压直接引起的，部分是高级神经功能失调所致，无临床特异性。此外，尚可出现身体不同部位的反复出血，如眼结膜下出血，鼻衄，月经过多，少数有咯血等。

早期患者由于血压波动幅度大，可有较多症状，而在长期高血压后，即使在血压水平较高时也无明显症状，因此，不论有无症状，患者应定期随访血压。随着病情的发展，血压明显而持续性升高，则可出现脑、心、肾、眼底等器质性损害和功能障碍，并出现相应的临床表现。在并发主动脉粥样硬化时，其收缩压增高常较显著，并发心肌梗死或发生脑出血后，血压可能降至正常，并长期或从此不再升高。

（1）脑部表现：头痛、头晕和头胀是高血压病常见的神经系统症状，也可有头部沉重或颈部绷紧感。高血压直接引起的头痛多发生在早晨，位于前额、枕部或颅部，可能是颅外颈动脉系统血管扩张，其脉搏振幅增高所致。这些患者舒张压很高，经降压药物治疗后头痛也可减轻，但要注意有高血压下降得过多也可引起头晕。

（2）心脏表现：血压长期升高增加了左心室的负担，左心室因代偿而逐渐肥厚、扩张，形成了高血压性心脏病。

高血压时心脏最先受影响的是左室舒张期功能。出现临床症状的高血压性心脏病多发生在高血压病起病数年至十余年后，在心功能代偿期，除有时感心悸外，其他心脑方面的症状可不明显。代偿功能失调时，则可出现左心衰竭症状；反复式持续的左心衰竭，可影响右心室功能而发展为全心衰竭。

由于高血压可促进动脉粥样硬化，部分患者可因合并冠状动脉粥样硬化性心脏病而有心绞痛、心肌梗死的表现。

（3）肾脏表现：肾血管病变的程度和血压高度及病程密切相关。早期可先出现蛋白尿、血尿，当肾功能进一步减退时，血中非蛋白氮、肌酐、尿素氮常增高，酚红排泄试验是示排泄量明显降低，肌酐清除率可明显低于正常，上述改变甚至随肾脏病变的加重而加重，最终出现尿毒症。

2.急进型高血压病 在未经治疗的原发性高血压病患者中，约1可发展成急进型高血压，发病可较急骤，也可发病前有病程不一的缓进型高血压病史。男女比例约3∶1，多在青中年发病，近年来此型高血压已少见，可能和早期发现轻中度高血压患者并及时有效地治疗有关。其表现基本上与缓进型高血压病相似，但症状如头痛等明显，有病情严重、发展迅速、视网膜病变和肾功能很快衰竭等特点。血压显著升高，舒张压多持续在17.3～18.7kPa（130～140mmHg）或更高。各种症状明显，小动脉的纤维样坏死性病变发展迅速，常于数月至1～2年内出现严重的脑、心、肾损害，发生脑血管意外、心力衰竭和尿毒症。并常有视力模糊或失明，视网膜可发生出血、渗出物及视神经盘水肿。血浆肾素活性高。由于肾脏损害最为显著，常有持续蛋白尿，24h尿蛋白可达3g，血尿和管型尿，最后多因尿毒症而死亡，但也可死于脑血管意外或心力衰竭。

3.高血压危重症

（1）高血压危象：在高血压病的进程中，如全身小动脉发生暂时性强烈痉挛，周围血管阻力明显上升，致使血压急骤上升而出现一系列临床症状时称为高血压危象。这是高血压时的急重症，可见于缓进型高血压各期和急进型高血压，血压改变以收缩压突然明显升高为主，舒张压也可升高，常在诱发因素作用下出现，如强烈的情绪变化、精神创伤、心神过劳、寒冷刺激和内分泌失调等。患者出现剧烈头痛、头晕、眩晕，亦可有恶心、呕吐、胸闷、气急、视力模糊、腹痛、尿频、尿少、排尿困难等。有的伴随自主神经功能紊乱症状，如发热、口干、出汗、兴奋、皮肤潮红或面色苍白、手足发抖等；严重者，尤其在伴有靶器官病变时，可出现心绞痛、肺水肿、肾功能衰竭、高血压脑病等。发作时尿中出现少量蛋白和红细胞、血尿素氮、肌酐、肾上腺素、去甲肾上腺素可增加，血糖也可升高，眼底检查小动脉痉挛，可伴出血、渗出或视神经盘水肿。发作一般历时短暂，控制血压后，病情可迅速好转，但易复发。在有效降压药普遍应用的人群，此危象已很少发生。

（2）高血压脑病：在急进型或严重的缓进型高血压病患者，尤其是伴有明显脑动脉硬化时，可出现脑部小动脉先持久而明显地痉挛，继之被动性或强制性扩张，急性的脑循环障碍导致脑水肿和颅内压增高从而出现了一系列的临床表现，在临床上称为高血压脑病，发病时常先有血压突然升高，收缩压、舒张压均高，以舒张压升高为主，患者出现剧烈头痛、头晕、恶心、呕吐、烦躁不安、脉搏多慢而有力，可有呼吸困难、视力障碍、黑蒙、抽搐、意识障碍，甚至昏迷，也可出现暂时性偏瘫、失语、偏身感觉障碍等。检查可见视神经盘水肿，脑脊液压力增高、蛋白含量增多。发作短暂者历时数分钟，长者可数小时甚至数天。妊娠高血压综合征、肾小球肾炎、肾血管性高血压和嗜铬细胞瘤的患者，也可能发生高血压脑病这一危急病症。

4.常见并发症 高血压病常见并发症有脑血管意外、心功能不全、肾功能衰竭及主动脉夹层动脉瘤。

（二）实验室检查

1.血常规红细胞和血红蛋白一般无异常。

2.尿常规　早期患者正常。晚期患者肾功能受损时尿比重逐渐下降，有少量尿蛋白、红细胞，偶有管型。24h尿17-羟皮质类固醇、尿中3-甲基羟基苦杏仁酸等检查有助于与继发性高血压鉴别。

3.血液生化　早期患者可无异常，肾功能受损时血肌酐和尿素氮升高，内生肌酐清除率下降。血清总胆固醇、甘油三酯、低密度脂蛋白胆固醇可增高。考虑有无嗜铬细胞瘤时可测量血流中肾上腺素或去甲肾上腺素等。

4.心电图　左心室肥厚时心电图可见左心室肥厚并劳损的表现，同时可见室性期前收缩、房性期前收缩、心房颤动等心律失常。

5.X线检查　可见主动脉迂曲延长，左心室增大，心力衰竭时，有肺淤血征象。

6.超声心动图　最常见结构变化是左室壁厚度增加，也可表现为非对称性室间隔肥厚，二尖瓣收缩期前向运动。

7.眼底检查　可直接观察到眼底动脉、视网膜、视神经乳头等变化，从而了解高血压病变程度。眼底改变分级如下：

Ⅰ级：视网膜动脉痉挛。

Ⅱ级：A.视网膜动脉轻度硬化；B.视网膜动脉显著硬化。

Ⅲ级：Ⅱ级加视网膜病变，如出血或渗出。

Ⅳ级：Ⅲ级加视神经盘水肿、出血、渗出。

【诊断标准及分级标准】

我国四次修订高血压定义，与目前国际上两个主要的高血压治疗指南的血压分类基本一致。1999年WHO/ISH将高血压定义为：未服抗高血压药情况下，收缩压≥140mmHg（18.7kPa）和/或舒张压≥90mmHg（12.0kPa）。根据血压增高的水平，可进一步分为高血压第1、2、3级。

诊断标准适用于男女两性任何年龄的成人，对于儿童，目前尚无公认的高血压诊断标准，但通常低于成人高血压诊断的水平。

【高血压危险度的分层】

原发性高血压的严重程度并不单纯与血压升高的水平有关，必须结合患者总的心血管疾病危险因素及合并的靶器官损害做全面的评价，治疗目标及预后判断也必须以此为基础。

高血压水平按第1、2、3级区分。

心血管疾病危险因素包括：吸烟、高脂血症、糖尿病、年龄＞60岁、男性或绝经后女性、心血管疾病家族史（发病年龄女性＜65岁，男性＜55岁）。

靶器官损害及合并的临床疾病包括：心脏疾病（左心室肥大、心绞痛、心肌梗死、既往曾接受冠状动脉旁路手术、心力衰竭），脑血管疾病（脑卒中或短暂性脑缺血发作），肾脏疾病（蛋白尿或血肌酐升高），周围动脉疾病，高血压视网膜病变（大于等于Ⅲ级）。

危险度的分层可以血压水平结合危险因素及合并的器官受损情况将患者分为低、中、高和极高危险组。治疗时不仅要考虑降压，还要考虑危险因素及靶器官损害的预防及逆转。

低危险组：高血压1级，不伴有上列危险因素，治疗以改善生活方式为主，如6个月后无效，再给药物治疗。

中度危险组：高血压1级伴1～2个危险因素或高血压2级不伴有或伴有不超过2个危险因素者。治疗除改善生活方式外，给予药物治疗。

高度危险组：高血压1～2级伴至少3个危险因素者，必须药物治疗。

极高危险组：高血压3级或高血压1～2级伴靶器官及相关的临床疾病（包括糖尿病），必须尽快给予强化治疗。

总之，高血压病的诊断应包括以下内容。①确诊高血压即血压确实高于正常。②除外症状性高血压。③高血压分期、分级。④重要脏器心、脑、肾功能估计。⑤有无合并可影响原发性高血压病病情发展和治疗的情况，如冠心病、糖尿病、高脂血症、高尿酸血症、慢性呼吸道疾病等。

高血压的诊断必须以非药物状态下2次或2次以上非同日多次重复血压测定所得的平均值为依据，偶然测得一次血压增高不能诊断为高血压，必须重复和进一步观察。

【鉴别诊断】

1.肾实质病变性高血压　该类高血压包括有急、慢性肾小球肾炎，肾盂肾炎，狼疮性肾炎，肾结核，多囊肾，糖尿病性肾病，肾肿瘤等。其中以急、慢性肾小球肾炎为常见。原发性高血压病与急性肾小球肾炎的鉴别点有：后者有典型的发热、肉眼血尿、少尿、浮肿等临床表现，尿镜检可见大量蛋白、红细胞和管型，这些是原发性高血压不具备的。慢性肾小球肾炎与原发性高血压病伴肾损害的鉴别点是：后者的肾损害发生于原发性高血压病后，异常较轻，肾小管功能损害较肾小球功能损害为早、为重，并还常伴有心脏并发症。慢性肾小球肾炎有血尿、蛋白尿，并反复发作，还多有不同程度的贫血，肾小球功能损害明显。

2.肾血管性高血压　包括有肾动脉畸形，肾血管发育不良，肾动脉粥样硬化，肾动脉纤维病和大动脉炎累及肾动脉等。肾动脉发育不良和肾动脉粥样硬化均可造成肾动脉狭窄，属于肾动脉畸形。后者与原发性高血压病的鉴别要点是：肾血管性高血压病无高血压病家族史，一般降压药物治疗效果不佳，约80%的患者在上腹部或肾区可听到血管杂音。肾动脉血管造影可显示狭窄部位和程度。肾动脉纤维瘤多见于青、中年妇女，病变多见于肾动脉外2/3与分支处。肾动脉造影和分侧肾静脉肾素比值测定可确诊该病。大动脉炎是指主动脉及其主要分支和肺动脉的非特异性炎性病变，致血管壁增厚，甚至某些部位血管狭窄、堵塞。该病发病年龄轻，女性多于男性，多表现为急进型恶性高血压，药物治疗效果差。部分患者有低热，胸痛，体重下降，血象和血沉异常，腹部可闻及收缩期杂音，四肢脉搏搏动异常。

3.嗜铬细胞瘤　该病因肾上腺髓质或交感神经节大量分泌去甲肾上腺素和肾上腺素。引起阵发性或持续性血压增高，临床多见年轻人。常因精神刺激、剧烈运动、体位改变、挤摸肿瘤引起。表现为剧烈头痛、心悸、出汗、面色苍白等症。血压可骤然升高达26.7～33.3/13.3～20.0kPa（200～250/100～150mmHg），发作间歇期血压明显下降，甚至正常，测量血液中肾上腺素或去甲肾上腺素、尿中3-甲基-4-羟基苦杏仁酸明显增高。靠超声波双肾及肾上腺检查和CT、磁共振成像检查均可定位诊断。

4.原发性醛固酮增多症　本病是因肾上腺皮质增生或肿瘤致分泌过多醛固酮入血，引起水、钠潴留，血容量增多，钠离子引起血管反应性增强，使血压升高。临床中多见于青、中年女性。症状有饮水多、尿多、乏力或阵发性肌无力及肌麻痹的典型表现，极少出现浮肿。血生化检查见有血清钾低、钠高、尿醛固酮增多、尿钾增高、血浆肾素活性降低等特征。超声波、同位素和CT检查均可定位诊断。

5.库欣综合征　本病由于肾上腺皮质肿瘤或因下丘脑垂体分泌过多促肾上腺皮质激素（ACTH），使肾上腺皮质增生并分泌过多糖皮质激素，致水、钠潴留引起高血压病。临床以女性多见，表现为躯干肥胖，满月脸，水牛肩，腹垂悬，而四肢肌肉消瘦，多血质面容，腹部及大腿内侧有紫纹出现，有不同程度的性征改变。实验室检查见24h尿17-羟皮质类固醇增多，X线蝶鞍检查、脑CT和肾上腺CT扫描皆有确认价值。

6.甲状腺功能亢进症 临床症状和血清甲状腺素T3、T4增高都与原发性高血压病相区别。

【用药原则】

1.降压药治疗对象 高血压2级或以上患者（≥160／100mmHg）；高血压合并糖尿病，或者已经有心、脑、肾靶器官损害和并发症患者；凡血压持续升高6个月以上，改善生活行为后血压仍未获得有效控制患者。

2.血压控制目标 原则上应将血压降到患者能最大耐受的水平，目前一般主张血压控制目标值至少＜140／90mmHg；糖尿病或慢性肾脏病合并高血压患者，血压控制目标值＜130／80mmHg。

3.降压治疗方案 大多数无并发症或并发症患者可以单独或者联合使用利尿药、β受体阻滞药、钙通道阻滞剂（calcium channel blockers，CCB）、血管紧张素转换酶抑制药（angiotensin-converting enzyme inhibitor，ACEI）和血管紧张素Ⅱ受体阻滞药（angiotensin Ⅱ receptor blockers，ARB），治疗应从小剂量开始，逐步递增剂量。联合治疗应采用不同降压机制的药物，比较合理的两种降压药联合治疗方案是：利尿药与β受体阻滞药；利尿药与ACEI或ARB；二氢吡啶类钙拮抗药与β受体阻滞药；钙拮抗药与ACEI或ARB。3种降压药合理的联合治疗方案除有禁忌证外必须包含利尿药。

除了上述5大类主要的降压药物外，其他包括交感神经抑制药，如利血平、可乐定；直接血管扩张药，如肼屈嗪；α1受体阻滞药，如哌唑嗪、特拉唑嗪、多沙唑嗪；曾多年用于临床并有一定的降压疗效，但因不良反应较多，目前不主张单独使用，复方制剂或联合治疗时还仍在使用。

【药物选择】

1.利尿药

（1）噻嗪类利尿药：适用于充血性心力衰竭、老年高血压、单纯收缩期高血压患者，如氢氯噻嗪，6.25～25mg／d，1次／d；氯噻酮，12.5～25mg／d，1次／d；吲达帕胺，0.625～2.5mg／d，1次／d，清晨服用；吲达帕胺缓释片，1.5mg／d，1次／d，清晨服用。

（2）袢利尿药：适用于肾功能不全、充血性心力衰竭患者，如呋塞米，20～80mg／d，2次／d。

（3）保钾利尿药：如阿米洛利，5～10mg／d，每日1或2次，进餐时或餐后服用；氨苯蝶啶，25～100mg／d，每日1或2次，早晨进食时或餐后服药。

（4）醛固酮受体拮抗药：适用于充血性心力衰竭、心肌梗死后患者，如螺内酯，25～50mg／d，每日1或2次，进餐时或餐后服用。

2.β受体阻滞药 适用于心绞痛、心肌梗死后、快速心律失常、充血性心力衰竭、妊娠者，如普萘洛尔，30～90mg／d，每天2或3次，饭前服用；美托洛尔，50～100mg／d，每日1或2次；阿替洛尔，12.5～50mg／d，每日1或2次；倍他洛尔，5～20mg／d，1次／d；比索洛尔，2.5～10mg／d，1次／d，早晨空腹或早晨用餐时用水送服。

α、β受体阻滞药：如拉贝洛尔，200～600mg／d，2次／d；卡维地洛，12.5～50mg／d，2次／d，本品须和食物一起服用；阿罗洛尔，10～20mg／d，每天1或2次。

3.血管紧张素转换酶抑制药 适用于充血性心力衰竭、心肌梗死后、左室功能不全、非糖尿病。肾病、1型糖尿病肾病、蛋白尿患者，如卡托普利，25～100mg／d，每日2或3次，宜在餐前1h服用；依那普利，5～40mg／d，2次／d；贝那普利，5～40mg／d，每日1或2次；赖诺普利，5～40mg／d，1次／d；雷米普利，1.25～20mg／d，1次／d；福辛普利，10～40mg／d，1次／d；西拉普利，2.5～5mg／d，1次／d；培哚普利，4～8mg／d，1次／d，饭前服用；喹那普利，10～40mg／d，1次／d；群多普利拉，0.5～4mg／d，1次／d；地拉普利，15～60mg／d，2次／d；咪达普利，2.5～10mg／d，1次／d。

4.血管紧张素受体拮抗药 适用于2型糖尿病肾病、蛋白尿、糖尿病微量清蛋白尿、左室肥厚、ACEI所致咳嗽者，如氯沙坦，25～100mg／d，1次／d；缬沙坦，80～160mg／d，1次／d；厄贝沙坦，150～300mg／d，1次／d；坎地沙坦，8～32mg／d，1次／d；替米沙坦，20～80mg／d，1次／d；奥美沙坦，20～40mg／d，1次／d。

5.钙拮抗药

（1）二氢吡啶类：适用于老年高血压、周围血管病、妊娠、单纯收缩期高血压、心绞痛、颈动脉粥样硬化者，如氨氯地平，2.5～10mg／d，1次／d；非洛地平，2.5～20mg／d，1次／d；尼卡地平，60～90mg／d，2次／d；硝苯地平，10～30mg／d，2次／d；硝苯地平缓释片，10～20mg／d，2次／d；硝苯地平控释片，30～60mg／d，1次／d；尼群地平，20～60mg／

d，2次/d；尼索地平，10～40mg/d，1次/d；拉西地平，4～6mg/d，1次/d；乐卡地平，10～20mg/d，1次/d，至少在饭前15min口服。

（2）非二氢吡啶类：适用于心绞痛、颈动脉粥样硬化、室上性心动过速患者，如维拉帕米，90～180mg/d，3次/d，餐中或餐后服用；地尔硫革，90～360mg/d，3次/d。

6. α阻滞药 适用于前列腺增生，高血脂患者。如多沙唑嗪，1～16mg/d，1次/d；哌唑嗪，2～20mg/d，每天2或3次，首剂睡前服用；特拉唑嗪，1～20mg/d，每天1或2次，首剂睡前服用。

7.中枢作用药物如利血平，0.05～0.25mg/d，1次/d；可乐定，0.1～0.8mg/d，每天2或3次；可乐定贴片，0.25mg，1次/周；甲基多巴，250～1 000 mg/d，每天2或3次；莫索尼定，0.2～0.4mg/d，1次/d；雷美尼定，1mg/d，1次/d。

8.直接扩张血管药 如米诺地尔，5～100mg/d，1次/d；肼屈嗪，25～100mg/d，2次/d。

【用药提示】

1.氢氯噻嗪（爱迭芬）

（1）不良反应：水、电解质紊乱所致的不良反应较为常见，如低钾血症，低氯性碱中毒或低氯、低钾性碱中毒，低钠血症；水、电解质紊乱的l临床常见反应有口干、烦渴、肌肉痉挛、恶心、呕吐和极度疲乏无力等；高糖血症、高尿酸血症，少数可诱发痛风发作；过敏反应，如皮疹、荨麻疹等，但较为少见；血白细胞减少或缺乏症、血小板减少性紫癜等亦少见。

（2）药物相互作用：肾上腺皮质激素、促肾上腺皮质激素、雌激素、两性霉素B（静脉用药），能降低本药的利尿作用，增加发生电解质紊乱的机会，尤其是低钾血症；非甾体消炎药（尤其是吲哚美辛）能降低本药的利尿作用；与拟交感胺类药物合用，利尿作用减弱；考来烯胺能减少胃肠道对本药的吸收；与多巴胺合用，利尿作用加强；与降压药合用时，利尿降压作用均加强；与抗痛风药合用时，后者应调整剂量；使抗凝药作用减弱；降低降糖药的作用；洋地黄类药物、胺碘酮等与本药合用时，应慎防因低钾血症引起的不良反应；与锂制剂合用，增加锂的肾毒性；乌洛托品与本药合用疗效下降；增强非除极肌松药的作用；与碳酸氢钠合用，发生低氯性碱中毒机会增加。

（3）禁用、慎用：磺胺类药物、呋塞米、布美他尼、碳酸酐酶抑制药过敏者禁用。

下列情况慎用：无尿或严重肾功能减退者，糖尿病，高尿酸血症或有痛风病史者，严重肝功能损害者，高钙血症，低钠血症，红斑狼疮，胰腺炎，交感神经切除者。孕妇使用应慎重。哺乳期妇女不宜服用。

（4）其他：应从最小有效剂量开始用药，以减少不良反应的发生，减少反射性肾素和醛固酮分泌；有低钾血症倾向的患者，应酌情补钾或与保钾利尿药合用。

2.吲达帕胺（纳催离、寿比山、美利巴、）

（1）不良反应：低钾血症、疲劳、直立性低血压、过敏反应。

（2）药物相互作用：勿与锂剂、可引起Wave-burst的非抗心律失常药（阿司咪唑，苄普地尔，静脉红霉素，卤泛群，喷他脒，舒托必利，特非那定，长春胺）合用。

（3）禁用、慎用：对磺胺类过敏，严重肾功能衰竭，肝性脑病或严重肝功能不全，低钾血症患者禁用。怀孕期、哺乳期慎用。

（4）其他：痛风患者应监测血尿酸水平。对已有或可能有低钾的患者（接受洋地黄类治疗的心脏病患者、醛固酮增多症老年患者、长期滥用轻泻药患者），应定期监测血钾。

3.呋塞米（利尿磺酸）

（1）不良反应：水、电解质紊乱，尤其是大剂量或长期应用时，以及与此有关的口渴、乏力、肌肉酸痛、心律失常。少见过敏反应，视觉模糊、黄视症，头晕、头痛，胃肠道反应、胰腺炎，肌肉强直，骨髓抑制，肝功能损害，指（趾）感觉异常，高糖血症，高尿酸血症。

（2）药物相互作用：与降压药、治疗痛风药合用时，这些药物的剂量应酌情调整。肾上腺素、盐皮质激素、促可的松及雌激素能降低本药的利尿作用，并增加电解质紊乱的发生机会。非甾体消炎药能降低本药的利尿作用，增加肾损害。与拟交感神经药及抗惊厥药合用，利尿作用减弱。与氯贝丁酯合用，两药作用均增强，并可出现肌肉酸痛、强直。与多巴胺合用，利尿作用加强。饮酒和可引起血压下降的药物能增强本药的利尿和降压作用。与巴比妥类、麻醉药合用，易引起直立性低血压。本药可降低降血糖药、抗凝药和抗纤溶药物的疗效。本药加强非除极肌松药的作用。与两性霉素、头孢菌素、氨基糖苷类等抗生素，抗组胺药，锂合用，肾毒性和（或）耳毒性增加。

（3）禁用、慎用：严重肾功能损害，糖尿病，高尿酸血症或有痛风病史，严重肝功能损害，急性心肌梗死，胰腺炎或有此病史，有低钾血症倾向，红斑狼疮，前列腺肥大患者慎用。孕妇尤其是妊娠前3个月应避免应用。哺乳期妇女慎用。

（4）其他：对磺胺药和噻嗪类利尿药过敏者，对本药可能亦过敏。少尿或无尿患者应用最大剂量后，24h仍无效时应停药。

4.阿米洛利（必达通、氨氯吡脒、脒氯嗪）

（1）不良反应：高钾血症较常见；本药偶可引起低钠血症，高钙血症，轻度代谢性酸中毒；胃肠道反应可有口干、恶心、呕吐、腹胀等；还可见到头痛、头晕、胸闷、性功能低下等不良反应；过敏反应主要表现为皮疹甚至呼吸困难。

（2）药物相互作用：肾上腺皮质激素尤其是具有较强盐皮质激素作用者，促肾上腺皮质激素能减弱本药的利尿作用，而拮抗本药的潴钾作用；雌激素能引起水钠潴留，从而减弱本药的利尿作用；非甾体消炎药，尤其是吲哚美辛，能降低本药的利尿作用，且合用时肾毒性增加；拟交感神经药物降低本药的降压作用；多巴胺加强本药的利尿作用；与引起血压下降的药物合用，利尿和降压效果均加强；不宜与其他保钾利尿药或钾盐合用；本药使地高辛半衰期延长；与氯化铵合用易发生代谢性酸中毒；与。肾毒性药物合用，肾毒性增加；甘珀酸钠、甘草类制剂具有醛固酮样作用，可降低本药的利尿作用。

（3）禁用、慎用：严重肾功能减退、高钾血症时禁用。下列情况慎用：少尿，肾功能损害，糖尿病，酸中毒和低钠血症。

（4）其他：服药期间如发生高钾血症，应立即停药，并做相应处理；长期应用本品应定期查血钾、钠、氯水平；给药应个体化，从最小有效剂量开始使用，以减少电解质紊乱等不良反应。

5.阿米洛利氢氯噻嗪（蒙达清、武都力）

（1）不良反应：口干，恶心、腹胀、头昏、胸闷。

（2）药物相互作用：不宜与其他保钾利尿药或钾盐合用。

（3）禁用、慎用：高钾血症、严重肾功能减退患者禁用。

（4）其他：长期服用，应定期查血钾、钠、氯。

6.氨苯蝶啶

（1）不良反应：胃肠道反应，头晕、头痛、口干，血象异常，肾结石，罕见过敏反应。

（2）药物相互作用：皮质激素和促可的松能减弱本药的利尿作用，拮抗潴钾作用。雌激素、甘珀酸钠、非甾体消炎药能降低本药的利尿作用。拟交感神经药物降低本药的降压作用。多巴胺可加强本药的利尿作用。本药与引起血压下降的药物合用，利尿和降压效果均加强；与含钾药物、库存血、ACEI，血管紧张素Ⅱ受体拮抗药和环孢素合用时，发生高钾血症的机会增加。本药可使地高辛半衰期延长；与氯化铵合用易发生代谢性酸中毒（代酸）；与肾毒性药物合用，肾毒性增加；与噻嗪类和袢利尿药合用时可使血尿酸升高，故应与治疗痛风的药物合用；与降糖药合用时，其剂量应适当加大。

（3）禁用、慎用：高钾血症、尿闭、严重或进行性肾病、肾病综合征以外的肾功能不全、严重肝功能不全患者，以及孕妇及哺乳期妇女禁用。糖尿病，肝功能不全，低钠血症，酸中毒，高尿酸血症或有痛风病史者，肾结石或有此病史者慎用。

（4）其他：本药可导致血糖、肌酐和尿素氮、肾素、血钾、血镁、尿酸升高，血钠下降。

7.螺内酯（使尔通）

（1）不良反应：高钾血症，胃肠道反应；少见低钠血症；长期服用可致性功能低下，男性乳房发育、阳痿，女性乳房胀痛、声音变粗、毛发增多、月经失调；行走不协调、头痛。罕见过敏反应；肌酐、尿素氮升高，轻度高氯性酸中毒。

（2）药物相互作用：与其他利尿药合用时，本药可先于其他利尿药2～3d服用。在已应用其他利尿药再加用本药时，其他利尿药剂量在最初2～3d可减量50%，以后酌情调整剂量。在停药时，本药应先于其他利尿药2～3d停药。皮质激素、促可的松能减弱本药的利尿作用，拮抗潴钾作用。雌激素、甘珀酸钠、非甾体消炎药能降低本药的利尿作用。拟交感神经药物可降低本药的降压作用。多巴胺加强本药的利尿作用。本药与引起血压下降的药物合用，利尿和降压效果均加强；与下列药物合用时发生高钾血症的机会增加：含钾药物、库存血、ACEI、血管紧张素Ⅱ受体拮抗药和环孢素。本药使地高辛半衰期延长；与氯化铵合用易发生代酸；与肾毒性药物合用，肾毒性增加。

（3）禁用、慎用：高钾血症患者禁用。无尿，肝、肾功能不全，低钠血症，酸中毒，乳房增大或月经失调者慎用。孕妇慎用，且用药时间应尽量短。

8.普萘洛尔（百尔洛、星泰、萘心安、恩得来）

（1）不良反应：眩晕、精神抑郁、反应迟钝等中枢神经系统不良反应，头昏，心率过慢；少见支气管痉挛及呼吸困难、充血性心力衰竭（心衰），罕见发热和咽痛、皮疹、出血倾向、雷诺征样四肢冰冷、腹泻、恶心，眼、口或皮肤干燥，指（趾）麻木、疲乏。

（2）药物相互作用：本药与钙拮抗药合用要警惕对心肌和传导系统的抑制，与肾上腺素、去氧肾上腺素或拟交感胺类合用可引起高血压、心率过慢、房室传导阻滞，与异丙肾上腺素或黄嘌呤合用可减弱它们的疗效，与氟哌利多醇合用可导致低血压及心脏停搏，与氢氧化铝凝胶合用可降低或减缓本品的吸收，与苯妥英、苯巴比妥和利福平合用可加速本品清除，与氯丙嗪合用可增加两者的血药浓度，与安替比林、茶碱类和利多卡因合用可降低本品清除率，与甲状腺素合用导致$T_3$降低，与西咪替丁合用可增加本药的血药浓度，与降糖药同用时需调整其剂量。

（3）禁用、慎用：支气管哮喘、心源性休克、二或三度房室传导阻滞、重度或急性心衰、窦性心动过缓患者禁用。有过敏史、充血性心衰、糖尿病、肺气肿或支气管哮喘、肝肾功能不全、甲状腺功能减退（甲减）、周围血管疾病患者，孕妇、哺乳期妇女慎用。

（4）其他：个体化用量，从小剂量开始，逐渐增量。冠心病、甲状腺功能亢进（甲亢）患者用本品不可骤停，长期用药者应在3～14d内逐渐减量后撤药。长期应用者如出现心衰，可用洋地黄苷类和（或）利尿药纠正，并逐渐减量撤药。

9.美托洛尔（倍他乐克）

（1）不良反应：轻微上腹部不适，倦怠或睡眠异常，偶有非特异性皮肤反应和肢端发冷。静脉使用能引起血压下降。

（2）药物相互作用：本药应避免与下列药物合用，巴比妥类药物、普罗帕酮、维拉帕米；与下列药物合用时可能需要调整剂量：胺碘酮、Ⅰ类抗心律失常药物、可乐定、地尔硫䓬、肾上腺素、苯丙醇胺、奎尼丁、利福平。

（3）禁用慎用：二、三度房室传导阻滞，心源性休克和明显心动过缓者禁用。胰岛素依赖性糖尿病（insulin-dependent diabetes mellitus，IDDM）及严重肝功能不全者慎用。妊娠最后3个月以及分娩前后慎用。

（4）其他：中断治疗一般在7～10d内逐步撤除，尤其是缺血性心脏病患者骤然停药可使病情恶化。对要进行全身麻醉的患者，最好停止服用。对于有支气管哮喘的患者，应同时给 $\beta_2$激动药。

10.阿替洛尔（天诺敏、血压灵、阿坦乐尔）

（1）不良反应：轻度不良反应有焦虑、便秘、性功能下降、腹泻、失眠、皮肤发干、头痛、恶心、神经质、胃部不适、乏力、虚弱、嗜睡、口干等；重度不良反应有呼吸困难或哮喘、手足发凉、意识模糊、头晕、发热、脱发、幻觉、噩梦、警觉性下降、皮疹、小腿肿胀、异常出血或皮肤青紫。

（2）药物相互作用：吲哚美辛、阿司匹林或其他水杨酸类药物、乙醇、巴比妥盐和利福平，可降低本品的降压作用；西咪替丁及口服避孕药能增加本品的不良反应；本品可与降糖药相互作用，使血糖升高或降低或掩盖低血糖症状；氯丙嗪、呋塞米或肼屈嗪能增强本品的活性，从而产生不良反应；本品与钙通道阻滞药或丙吡胺合用可导致心衰或血压过低；本品可降低茶碱、氨茶碱、沙丁胺醇、奥西那林和特布他林的作用；本品与洋地黄类药物合用，因均可降低心肌传导速率，要慎用；本品与可乐定、地高辛、肾上腺素、去氧肾上腺素、苯丙醇胺、酚噻嗪类安定药、哌唑嗪、单胺氧化酶抑制药合用，不良反应增加。

（3）禁用、慎用：严重窦性心动过速、房室传导阻滞、心衰患者，孕妇及哺乳期妇女禁用。支气管哮喘、肺功能不全、慢性阻塞性肺病、糖尿病、高血压、肝肾功能不全、甲状腺功能亢进者慎用。

（4）其他：本品临床效应与血药浓度可不完全平行，剂量调节以临床效应为准；本品能掩盖糖尿病患者的低血糖征兆，如脉搏加快，但不出现眩晕或发汗；不可突然停药，应在医生指导下逐渐减量停药。

11.倍他洛尔（卡尔仑）

（1）不良反应：疲劳、四肢冷、心跳减慢、胃功能紊乱、性欲降低；罕见心功能不全、血压突然降低、支气管痉挛、低血糖、雷诺综合征、皮疹。

（2）药物相互作用：勿与氟喹胺苯酯，胺碘酮合用。本药与挥发性卤化麻醉药、钙离子拮抗药、抗心律失常药、巴氯芬、奎尼丁、胰岛素和磺酰胺类降血糖药、利多卡因、非甾体消炎药、丙咪嗪类抗抑制药、肾上腺皮质激素、合成促可地松、甲氟喹合用时应谨慎。

（3）禁用、慎用：经治疗未能控制的心血管疾病，严重哮喘和慢性阻塞性肺病，未经治疗的嗜铬细胞瘤患者禁用。轻微气喘和慢阻肺、心功能不全、心动过缓（超过50次/min）、周围血管疾病，以及治疗过的嗜铬细胞瘤性高血压、银屑病、肾功能不全、糖尿病患者，老年人、妊娠和哺乳期妇女慎用。

（4）其他：停药时须经1～2周以上的时间，逐渐减量停药。

12.比索洛尔（康忻、博苏、圣诺得）

（1）不良反应：服药初期偶见轻微疲倦、头晕、头痛，出汗、睡眠异常、多梦及精神错乱，偶见直立性低血压、心动过缓、房室传导阻滞、心衰加重、胸痛。有哮喘或呼吸道阻塞病史的患者可引起支气管痉挛。偶尔出现胃肠功能紊乱，皮肤反应，性功能障碍，肝转氨酶升高。

（2）药物相互作用：本药不宜与以下药物合用，钙拮抗药，静脉给药的患者使用β受体阻滞药治疗可导致显著的低血压和房室传导阻滞，可乐定，单胺氧化酶抑制药（MAOB抑制药除外）。

（3）禁用、慎用：急性心衰，心源性休克，二三度房室传导阻滞（无心脏起搏器），病窦综合征，窦房阻滞，心动过缓，血压过低，严重哮喘或严重慢阻肺，外周动脉阻塞性疾病晚期和雷诺综合征，未经治疗的嗜铬细胞瘤，代谢性酸中毒，已知对比索洛尔及其衍生物过敏的患者禁用。心衰，支气管痉挛，与吸入性麻醉剂合用，血糖水平波动较大，严格禁食，有严重过敏史，正在进行脱敏治疗，一度房室传导阻滞，变异型心绞痛，外周动脉阻塞性疾病，患有牛皮癣或有牛皮癣家族史者慎用。儿童、孕妇、哺乳期妇女不宜使用。

（4）其他：本药不宜突然停药。本品可能会减弱驾车或操纵机器的能力。

13.拉贝洛尔（柳胺苄心定、拉贝洛尔、拉平他乐）

（1）不良反应：头晕、幻觉、乏力、胃肠道症状，少数患者可发生直立性低血压。

（2）禁用、慎用：脑出血、支气管哮喘患者禁用。心脏及肝、肾功能不全者慎用。

14.阿罗洛尔（阿尔马尔、阿罗替诺罗尔、噻吩洛尔）

（1）不良反应：胸痛、胸部不适、眩晕、站立不稳、低血压，乏力、倦怠、头痛、头重、嗜睡、胃肠道反应，天门冬氨酸氨基转移酶（asprtate aminotransferase，AST）、丙氨酸氨基转移酶（alanine aminotransferase，ALT）、三酰甘油、尿酸升高。

（2）药物相互作用：本药与交感神经抑制性药物如利血平合用，可出现过度抑制症状；与降血糖药合用可增强降血糖作用；与钙拮抗药合用可互相增强作用；与丙吡胺、普鲁卡因胺、阿义马林合用，可出现心功能过度抑制症状。可乐定可能增强停药后的反跳现象。

（3）禁用、慎用：严重窦性心动过缓，二、三度房室传导阻滞，窦房传导阻滞，糖尿病性酮症、代谢性酸中毒，有可能出现支气管哮喘或支气管痉挛者，心源性休克，肺高压所致的右心衰，充血性心衰，未治疗的嗜铬细胞瘤患者，以及孕妇禁用。有充血性心衰可能的患者、特发性低血糖、控制不充分的糖尿病、长时间禁食、严重肝肾功能障碍、有末梢血循环障碍者、老人及儿童慎用。哺乳妇女用药期间应停止哺乳。

（4）其他：手术前48 h内不宜给药。用于嗜铬细胞瘤患者时，须始终联合应用α受体阻断药。本药影响驾车及操作机械的能力。

15.卡维地洛（达利全、络德、枢衡、金络、卡维洛尔、卡维地罗）

（1）不良反应：偶见轻度头晕、头痛、乏力，罕见抑郁、睡眠紊乱、感觉异常，偶有心动过缓、直立性低血压、晕厥、外周循环障碍、水肿、心绞痛、房室传导阻滞和心衰加重。有哮喘或呼吸困难倾向的患者偶尔发病。偶见胃肠不适，皮肤过敏反应，血清转氨酶升高，血小板或白细胞减少。可使原有糖尿病的病情加重。偶见四肢疼痛，罕见口干、排尿障碍、性功能减退、视觉障碍、眼部刺激感、眼干，肾功能损害。

（2）药物相互作用：本药与其他降压药合用可产生低血压，慎与钙通道阻滞药或I类抗心律失常药合用；与地高辛合用时，应加强对地高辛血药浓度的监测。在终止本药与可乐定联合用药时，应先停本药，几天后再将可乐定逐渐减量。本药可能会增强降糖药的作用；与利福平等酶诱导剂合用时，本药的血药浓度可能降低；与西咪替丁等酶抑制药合用时，其血药浓度可能增高；麻醉期间使用时，应密切观察负性肌力作用及低血压等不良反应；与强心苷合用可能延长房室传导时间。

（3）禁用、慎用：Ⅳ级失代偿性心衰，需使用静脉正性肌力药物，哮喘，伴有支气管痉挛的慢性阻塞性肺疾病，肝功能异常，二、三度房室传导阻滞，心率＜50次/min，心源性休克，病窦综合征（包括窦房阻滞），收缩压＜85 mmHg者禁用。已用洋地黄、利尿药及ACEI，或伴有低血压、缺血性心脏病、弥散性血管病和（或）肾功能不全的充血性心衰；需使用支气管解痉剂的慢性阻塞性肺疾病，或有支气管痉挛倾向；甲亢，有严重过敏史和正在接受脱敏治疗，嗜咯细胞瘤，变异型心绞痛，有外周血管疾病，手术患者，不稳定或继发高血压患者应慎用。

（4）其他：本药可能影响驾驶和操作机器的能力。

16.卡托普利（巯甲丙氨酸）

（1）不良反应：偶见蛋白尿，肾病综合征，中性粒细胞减少或粒细胞缺乏症，全身或口腔感染，自身免疫结缔组织病，面部潮红或苍白，血管神经性水肿等过敏反应，味觉异常，胃肠道反应，便秘，口腔溃疡，口干，失眠，发音困难，感觉异常；可能发生血压暂时性降低并伴有头晕；罕见心动过速、心绞痛、心肌梗死、雷诺综合征、充血性心衰、转氨酶升高、阻塞性黄疸及继发性胆汁淤积。

（2）药物相互作用：本药可能增高血钾，慎与螺内酯、氨苯蝶啶、阿米洛利等保钾利尿药合用；与其他降压药合用，尤其是影响交感神经活性的药物，可使降压作用增强。与内源性前列腺素合成抑制药如吲哚美辛同用，将使降压作用减弱。与锂剂合用，可能使血清锂水平升高而出现毒性。

（3）禁用、慎用：对本品过敏者禁用。肾功能严重减退及自身免疫缺陷者、使用过影响白细胞及免疫功能药物者、孕妇、哺乳期妇女及儿童慎用。

17.依那普利（悦宁定、依拉普利、依苏、因弗尔、依那普利、依那普利、依那普利）

（1）不良反应：头晕、头痛、嗜睡、疲劳、上腹不适、恶心、心悸、胸闷、咳嗽、蛋白尿、皮疹。必要时减量，如出现白细胞减少需停药。

（2）药物相互作用：本药可与其他降压药特别是利尿药合用，降压作用明显增强，但不宜与输钾利尿药合用。

（3）禁用、慎用：双侧肾动脉狭窄患者忌用。儿童、孕妇、哺乳期妇女、肾功能严重受损者慎用。

（4）其他：个别患者，尤其是在应用利尿药或血容量减少者，可能会引起血压过度下降，故首次剂量宜从2.5mg开始。用药期间应定期做白细胞计数和肾功能测定。

18.贝那普利（洛汀新）

（1）不良反应：头痛、头晕、咳嗽、疲劳、恶心。

（2）药物相互作用：避免与保钾利尿药及补钾溶液合用。增加血浆肾素活性或改变钠平衡的药物可增加本药的降压作用。

（3）禁用、慎用：有血管神经性水肿史者，妊娠妇女禁用。肾动脉硬化、肾动脉狭窄、麻醉、高血钾、进行高流量血液透析的患者、合用保钾利尿药患者及哺乳妇女期慎用。

19.赖诺普利（捷赐瑞、易集康、利压定）

（1）不良反应：轻微而短暂的眩晕、头痛、腹泻、疲劳、咳嗽、恶心、皮疹、直立性低血压、无力。

（2）药物相互作用：本药与利尿药合用可增加降压效果，与吲哚美辛合用可降低本药的降压效果；与锂盐合用可降低锂盐的排泄；同时应用钾补充剂或保钾利尿药，尤其对肾衰竭患者，可导致血钾增加。

（3）禁用、慎用：以往使用血管紧张素转化酶（angiotensin-conrerting enzyme，ACE）抑制药而出现血管神经性水肿的患者，特发性或遗传性血管神经性水肿者禁用。症状性低血压，肾衰竭患者，及妊娠、哺乳期妇女慎用。

20.雷米普利（瑞泰、瑞素坦）

（1）不良反应：可能出现头晕、疲乏、虚弱，肝、肾功能损害，皮疹、结膜炎、脱发、雷诺现象突发或加重；偶见血管神经性水肿，刺激性干咳，消化道不良反应，口渴，口腔炎，便秘，血象变化。

（2）药物相互作用：本药与抗糖尿病药物合用时，应注意血糖过低的可能，与钾盐、保钾利尿药或肝素合用时，血清钾可上升，勿与钾盐同时服用。ACEI可能会导致血清钾浓度增高。与其他消炎镇痛药合用时，降压效果减弱，并可导致急性肾衰竭。本药可能会强化乙醇的效应。

（3）禁用、慎用：有血管神经性水肿病史，双侧肾动脉狭窄或单肾且伴肾动脉狭窄，血流减低性左心室流入、流出障碍，低血压或循环状况不稳定的患者，妊娠及哺乳妇女禁用。严重、恶性高血压、伴有严重心衰，已有或可能发展为液体或盐缺乏，已使用利尿药的患者慎用。

21.福辛普利（蒙诺、磷辛普利）

（1）不良反应：头晕、咳嗽、上呼吸道症状、恶心、呕吐、腹泻和腹痛、心悸、胸痛、皮疹、瘙痒、骨骼肌疼痛、感觉异常、疲劳和味觉障碍；低血压，包括直立性低血压；偶有胰腺炎；暂时性血红蛋白和红细胞减少，偶见血尿。

（2）药物相互作用：本药能减少由噻嗪类利尿药诱发的血钾减少；与保钾利尿药或补钾药合用可增加高钾血症的危险；与抗酸药合用时，须至少相隔2h服用；与非甾体类抗炎药合用可能影响本药的抗高血压作用；与钾同时使用可能增加血清钾的浓度；与其他抗高血压药，例如β受体阻滞药、甲基多巴、钙离子拮抗药和利尿药合用，可以增加抗高血压药效。ACEI可能增强麻醉药和镇痛药的降血压作用。

（3）禁用、慎用：对本药或ACEI过敏者，妊娠和哺乳期妇女禁用。

（4）其他：注意监测肝、肾功能。严重心功能不全、接受多种或高剂量利尿药、血容量减少、血钠过低、已有低血压、患不稳定性心功能不全和接受高剂量血管扩张药治疗的患者应在医院内开始治疗。

22.西拉普利（一平苏）

（1）不良反应：头痛、眩晕、疲倦、低血压，消化不良、恶心、丘疹、咳嗽、血管神经性水肿，偶见血肌酐及尿素氮升高。

（2）药物相互作用：本药与其他降压药合用可有相加作用，与保钾利尿药合用可导致血钾增加，与非甾类抗炎药合用可降低本药的降压作用，勿与麻醉药合用。

（3）禁用、慎用：对本药和其他ACE抑制药过敏者，腹水患者，妊娠及哺乳妇女，儿童禁用。肝硬化、严重肾功能损害、低钠和血容量不足者慎用。

23.培哚普利

（1）不良反应：咳嗽、疲倦、虚弱、头痛、情绪紊乱、睡眠紊乱、味觉受损、上腹不适、恶心、腹痛、皮疹。

（2）药物相互作用：与下列药物有配伍禁忌。①保钾利尿药（如螺内酯、氨苯蝶啶），治疗心力衰竭时除外（小剂量ACE抑制药+保钾利尿药），钾盐。除低血钾的患者外，不要将补钾制剂或保钾利尿药与ACE抑制药合用。②钾，ACE抑制药升高血钾浓度，甚至达到毒性水平（减少钾的肾排泄）。如果必须使用ACE抑制药，必须严密监测血钾水平并调整剂量。③雌二醇氮芥，血管神经性水肿的危险性增加。

（3）禁用、慎用：妊娠及哺乳期妇女，儿童禁用。肾衰竭、肾血管性高血压、手术和麻醉患者慎用。

（4）其他：以往应用利尿药治疗的高血压患者，在开始应用培哚普利至少前3d停用利尿药，如果不能停用利尿药，本药的开始剂量为2mg。

24.咪达普利（达爽、坦那普利）

（1）不良反应：咳嗽、咽部不适、胃部不适、心悸，可能引起肝酶、肌酐升高。

（2）禁用、慎用：对ACE抑制药有过敏史、有血管神经性水肿史、用葡萄糖苷酸纤维素吸附法进行治疗、用丙烯腈甲烯丙基磺酸钠膜进行血液透析者，以及妊娠期妇女禁用。严重肾功能障碍、肾动脉狭窄、高血钾、脑血管障碍及高龄患者慎用。高空等危险作业者应慎用。手术前24h内最好不用本药。

（3）其他：重症高血压、进行血液透析、服用利尿药、进行低盐疗法的较严重患者须从小剂量开始用药。哺乳期妇女用药时必须中止哺乳。

25.氯沙坦（科素亚、芦沙坦、洛沙坦）

（1）不良反应：轻微而短暂，在对原发性高血压的临床对照研究中，发生率≥1%，与药物有关，发生率比安慰剂高的唯一不良反应是头晕。不足1%的患者发生剂量相关性直立性低血压。1.5%的患者出现高血钾，罕见ALT升高。

（2）药物相互作用：本药与保钾利尿药（如螺内酯、氨苯蝶啶、阿米洛利）、补钾药或含钾的盐代用品合用时，可导致血钾升高。非甾体清炎药尤其是可降低氯沙坦的抗高血压作用。

（3）禁用、慎用：对本品任何成分过敏者禁用。如果在怀孕中期和后期应用本品，胎儿的危险性将增加。发现怀孕时应尽早停用本品。

（4）其他：血容量不足的患者应先补充血容量，减少起始剂量。有肝功能损害病史的患者应使用较低剂量。

26.缬沙坦（代文、丽珠维可、丙戌沙坦）

（1）不良反应：总体不良反应发生率与安慰剂组相似。

（2）药物相互作用：本药与保钾利尿药（如螺内酯、氨苯蝶啶、阿米洛利）、钾制剂或含钾的盐代用品合用时，可使血钾升高。

（3）禁用、慎用：孕妇及哺乳期妇女禁用。低钠和（或）血容量不足的患者，肾动脉狭窄，肌酐清除率10mL / min，胆汁性肝硬化或胆道梗死者慎用。

（4）其他：可能影响驾驶和操作机器的能力。

27.伊贝沙坦（厄贝沙坦、安博维、格平）

（1）不良反应：轻微且短暂，偶有头痛，肌肉、骨骼损伤，潮红。

（2）药物相互作用：其他抗高血压药物可增加本品的降压作用。本药与保钾利尿药、补钾药物、高钾食品或其他增加血钾浓度的药物合用，导致血钾增加；与钾盐制剂合用时，应监测血清钾水平。

（3）禁用、慎用：孕妇和哺乳期妇女禁用。肾衰竭和肾移植，肾血管性高血压，主动脉、二尖瓣狭窄和梗死性心肌肥大患者慎用。对原发性醛固酮增多症的患者不推荐使用本药。

（4）其他：首次服药，血容量不足或失钠，限制钠摄入量，腹泻或呕吐的患者可能发生症状性低血压。

28.坎地沙坦（必洛斯）

（1）不良反应：可能引起血压急剧下降、过敏反应、头晕、蹒跚。

（2）禁用、慎用：妊娠或可能妊娠的妇女禁用。肾动脉狭窄、高血钾、肝功能障碍、严重肾功能障碍、有药物过敏史和老年患者慎用。

（3）其他：对进行血液透析、严格限盐和服用利尿降压药的患者，应从小剂量开始，缓慢增加剂量并仔细观察。本品可能影响高空作业、驾驶车辆的能力。手术前24h最好停用。

29.替米沙坦（美卡素、赛坦）

（1）不良反应：腹泻和血管性水肿，瘙痒、皮疹、荨麻疹，与其他血管紧张素Ⅱ受体拮抗药相似。

（2）药物相互作用：本药与地高辛合用时，须监测地高辛血浆浓度；与钾制剂合用时应小心监测血钾水平。

（3）禁用、慎用：妊娠及哺乳者，胆道阻塞性疾病、严重肝或肾功能不全患者禁用。

30.奥美沙坦（傲坦）

（1）不良反应：头晕，偶见血红蛋白和血细胞比容略有下降，肝酶上升和（或）血胆红素上升。

（2）禁用、慎用：对本品所含成分过敏者、妊娠妇女禁用。低钠和（或）血容量不足的患者，肾动脉狭窄和严重肝、肾功能损害患者慎用。儿童不宜使用。哺乳期妇女必须用药时须中止哺乳。

31.氨氯地平（伏络清、安内真、压氏达、阿洛地平）

（1）不良反应：主要为潮红、疲劳、水肿、眩晕、头痛、腹痛、恶心、心悸、嗜睡。

（2）药物相互作用：本药与其他外周扩血管药物合用时可能出现低血压，特别是有严重主动脉瓣狭窄的患者。本品对突然停用β受体阻滞药所产生的反跳症状没有保护作用，因此停用β受体阻滞药仍需逐渐减量。本药与吸入烃类合用可引起低血压。拟交感胺，非甾体清炎药（尤其是吲哚美辛）可减弱本品的降压作用。本药与雌激素合用可引起体液潴留而增高血压；与锂合用可引起神经中毒。

（3）禁用、慎用：对二氢吡啶类钙拮抗药过敏者禁用。伴有严重冠状动脉阻塞性疾病的患者，严重主动脉狭窄、心衰、肝功能不良患者，孕妇及哺乳期妇女慎用。

32.非洛地平（波依定、联环尔定）

（1）不良反应：面色潮红、心悸、头昏、疲乏、踝部水肿、皮疹及瘙痒。极少数患者可能会出现显著的低血压伴心动过速。

（2）药物相互作用：同时使用某些干扰细胞色素P450 3A4酶系统的药物可影响二氢吡啶类钙拮抗药如非洛地平的血药浓度。肝药酶抑制药（如西咪替丁、红霉素、伊曲康唑、酮康唑和某些存在于葡萄柚汁中的黄酮类化合物）可引起非洛地平血药浓度升高。肝药酶诱导剂（如苯妥英、卡马西平、利福平、巴比妥酸盐）可引起非洛地平血药浓度降低。

（3）禁用、慎用：失代偿性心衰、急性心肌梗死、非稳定型心绞痛患者及妊娠妇女禁用。

33.尼卡地平（佩尔）

（1）不良反应：足踝部水肿、头晕、头痛、面部潮红，偶有GOT、GPT升高，心悸、乏力、心动过速，有时出现便秘、腹痛、食欲缺乏、腹泻、恶心，呕吐。

（2）药物相互作用：本药与下列药物合用时应慎重，降压药、β受体阻滞药、芬太尼、西咪替丁、地高辛、苯妥英钠、利福平、环孢素。

（3）禁用、慎用：颅内出血尚未完全止血，脑卒中急性期颅内压增高，重度主动脉瓣狭窄患者禁用；有肝、肾功能障碍、低血压、心力衰竭、青光眼的患者，孕妇，哺乳期妇女，儿童慎用。

（4）其他：肝功能不全者宜从低剂量开始。使用本药时需观察血压，心率。停用时应逐渐减少剂量。

34.硝苯地平（爱地清、伲福达、尼非地平）

（1）不良反应：外周水肿、头晕、头痛、乏力和面部潮红、一过性低血压、平衡失调，偶有胸痛和昏厥，少见贫血、白细胞减少、血小板减小、紫癜。本品过敏者可出现过敏性肝炎，皮疹，甚至剥脱性皮炎。

（2）药物相互作用：个别使用β受体阻滞药的患者可能诱发和加重低血压、心衰和心绞痛。本药与地高辛合用时，应监测地高辛的血药浓度；与西咪替丁合用时，注意调整本品剂量。接受芬太尼麻醉的患者，应至少停药36h。

（3）禁用、慎用：低血压、对二氢吡啶类药物过敏患者禁用。孕妇慎用。哺乳期妇女应停药或停止哺乳。

（4）其他：用药期间常规监测血压和心电图。首次大剂量使用应监测患者血压、以免发生血压骤降。终止治疗时应逐渐减量撤除，不可骤停。

35.硝苯地平控释片（拜新同、欣然）

（1）不良反应：头痛、面部和皮肤潮红、燥热、心动过速、心悸、头晕、疲倦。低血压。极个别病例中有胃肠道紊乱如恶心、腹泻。皮肤反应如瘙痒、荨麻疹、皮疹。

（2）药物相互作用：本药不得与利福平合用；与其他降血压药合用可加强降血压效果；与β受体阻滞药同时使用可能出现严重的低血压；与地高辛同时使用时可导致地高辛清除率降低；与奎尼丁同时服用时，奎尼丁浓度下降。西咪替丁或雷尼替丁可使本药的浓度轻度增加。

（3）禁用、慎用：心源性休克患者，以及怀孕和哺乳期妇女禁用。严重低血压、明显心衰、严重主动脉狭窄、胃肠道严重狭窄及肝功能损害患者慎用。

（4）其他：本药采用特殊控释剂型，不能咀嚼或掰断后服用。

36.尼群地平（舒麦特、资寿、硝苯乙吡啶）

（1）不良反应：①轻度。头痛、头晕、潮红、暂时性多尿、心悸。②重度。食欲下降、消化不良、恶心、胃痛、便秘、下肢及面部水肿、乏力、眩晕、心动过速、皮疹、瘙痒。

（2）药物相互作用：本药与其他降压药合用，可增强降压效果；与β受体阻滞药合用可减轻本品降压后发生的心动过速，同时增加降压效果；与地高辛合用，可增加地高辛的浓度1倍；与非甾体清炎药合用，可使降压效果降低；与抗精神病药合用，可增强本品的降压效果及加重直立性低血压的危险。

（3）禁用、慎用：对本品有过敏反应者、严重主动脉瓣狭窄者、孕妇及哺乳期妇女禁用。肝肾功能不全者慎用。

（4）其他：用药期间避免长时间站立、洗热水澡、淋浴及桑拿。

37.拉西地平（乐息平、司乐平）

（1）不良反应：头痛、皮肤潮红、水肿、眩晕、心悸，通常短暂并随着相同剂量的继续用药而逐渐消失；乏力、皮疹，偶见红斑、瘙痒、食欲缺乏、恶心及多尿，极少数病例有胸痛和齿龈增生。

（2）药物相互作用：本药与其他抗高血压药物如利尿药、β受体阻滞药或血管紧张素转化酶抑制药合用，可以产生附加的降压作用；同时服用西咪替丁可增加本药的血浆浓度。与其他二氢吡啶相似，拉西地平不能与葡萄柚汁同服，因其生物利用度会改变。

（3）禁用、慎用：对本药任何成分过敏者禁用。有窦房或房室活动异常者、心脏储备力不足者、肝功能受损者、妊娠和哺乳期妇女慎用。

（4）其他：30℃以下避光储存，如只需服用半片，剩下的半片应储存在原来的铝箔包装内，并于48h内服用。

38.乐卡地平（再宁平）

（1）不良反应：可能出现的不良反应同其扩血管作用有关，偶见胃肠道反应、皮疹、疲劳、嗜睡、肌肉痛，罕见低血压。

（2）药物相互作用：本药与β阻断药有协同作用；同时服用地高辛或西咪替丁（高于800mg/d）需注意观察；慎与酮康唑、伊曲康唑、红霉素、氟西汀、利福平、特非那定、阿司咪唑、环孢素、胺碘酮、奎尼丁，某些苯二氮唑类，如地西泮和咪达唑仑、普萘洛尔和美托洛尔，抗惊厥药同时服用；避免与西柚汁同时使用。服用本品时应严格限制含酒精饮料的摄入。

（3）禁用、慎用：对二氢吡啶类过敏者，左心室传出通道阻滞、未经治疗的充血性心衰、不稳定型心绞痛、有严重肾脏或肝脏疾病，以及在1个月内发生过心肌梗死的患者，妊娠和哺乳期妇女，未采取避孕措施的育龄妇女，18岁以下患者忌用。

（4）其他：患有轻至中度肝脏或肾脏疾病，正在进行透析治疗者，需适当地调整剂量。

39.地尔硫䓬（恬尔新、艾克朗、合贝爽、合心爽）

（1）不良反应：水肿、头痛、恶心、眩晕、皮疹、无力，极少见房室传导阻滞、心动过缓。

（2）药物相互作用：本药可增加西咪替丁及地高辛血药浓度，与麻醉药产生协同作用。

（3）禁用、慎用：病窦综合征、二或三度房室传导阻滞未安装起搏器者，收缩压低于90 mmHg、心率低于50次/min者，充血性心衰患者禁用。延长房室结不应期、心室功能受损患者慎用，肝肾功能受损者慎用。

（4）其他：偶可致症状性低血压。

40.维拉帕米（诺富生、益衡）

（1）不良反应：便秘、头晕，偶见恶心、眩晕、头痛、低血压、踝关节水肿、潮红、乏力、神经过敏、红斑性肢痛病、感觉异常、心动过缓、充血性心衰、呼吸困难，罕见肌肉疼痛、关节痛、过敏性皮肤反应、男女性乳房、可逆性转氨酶和（或）碱性磷酸酶升高、牙龈增生。

（2）药物相互作用：β受体阻滞药、抗心律失常药和吸入性麻醉药可增强本药的药效。本药可减弱钾的作用并增加其神经毒性，提高环孢素、茶碱、地高辛、氨甲酸氮革的血浆水平，降低利福平、苯妥英和苯巴比妥的药效，加强肌松剂的药效，可能提高西咪替丁的血浆水平。

（3）禁用、慎用：心源性休克，伴有心动过缓、显著低血压和左心功能不全的急性心肌梗死，二或三度房室传导阻滞，窦房传导阻滞，病理性窦房结综合征者禁用。二度房室传导阻滞、心动过缓、低血压、房颤、房扑和预激综合征患者及妊娠和哺乳期妇女慎用。

（4）其他：可能影响机械操作能力。

41.多沙唑嗪（必亚欣、可多华、甲磺酸多沙唑嗪）

（1）不良反应：疲劳、不适、无力、口干、背痛、胸痛、流感样症状，腹痛、恶心、胃肠炎、消化不良，瘙痒，低血压、心悸、心动过速、水肿，支气管炎、咳嗽、鼻炎、呼吸困难、呼吸道感染，肌痛，头晕、头痛、眩晕、嗜睡，小便失禁、膀胱炎及尿路感染。

（2）禁用、慎用：已知对喹唑啉类或本品的任何成分过敏者，近期发生心肌梗死者，有消化道梗阻或胃肠道狭窄病史者禁用。妊娠和哺乳妇女、儿童不宜使用。应慎用。肝功能受损患者慎用。

（3）其他：小部分患者在治疗初始阶段可出现直立性低血压，阴茎异常勃起。心绞痛患者在接受本药治疗前应先采用有效预防心绞痛发作的药物。有症状的心衰患者在服用本药前应先针对心衰治疗。本药可能影响驾驶员和机械操作人员的工作能力，尤其是服药早期。

42.哌唑嗪（脉宁平、降压新、布那唑嗪）

（1）不良反应：个别患者可出现头晕、嗜睡、乏力、恶心。高血压患者于服药初期偶可出现直立性低血压。

（2）药物相互作用：本药与钙拮抗药、其他降压药或利尿药同用，可使降压作用增强；与非甾体消炎药、拟交感类药物同用，可使降压作用减弱。

（3）禁用、慎用：孕妇及儿童忌用。患者血压波动显著或有直立性低血压者慎用。

（4）其他：服药期间应观察血压变化。

43.特拉唑嗪（马沙尼、悦克）

（1）不良反应：最常见的有无力、视力模糊、头晕、鼻塞、恶心、肢端水肿、心悸、瞌睡。

（2）药物相互作用：本药与其他抗高血压药物合用必须小心防止明显的低血压。

（3）禁用、慎用：对 α 肾上腺素受体拮抗药敏感者禁用。怀孕妇女禁用本品。哺乳期妇女使用本品时应停止哺乳。不用于有排尿晕厥史的患者。

（4）其他：服用后可能出现首剂直立性低血压。在给予初始剂量或剂量增加后12h内应避免从事驾驶或危险工作。

44.利血平（利舍平、降压静）

（1）不良反应：①轻度：腹痛、腹泻、便秘、头晕、口干、头痛、阳痿、食欲缺乏、鼻充血、恶心、呕吐、体重增加。②重度：焦虑、黑粪或柏油样便、胸痛、性能力下降、抑郁、排尿困难、瞌睡、衰弱、疲劳、皮肤潮红、乳腺增生、体重过快增长、听力丧失、瘙痒、肌肉疼痛、心悸、瞳孔缩小、呼吸短促、异常出血或皮肤青紫或虚弱。

（2）药物相互作用：本药与乙醇或中枢神经抑制药同用可使中枢抑制作用加重；与洋地黄毒苷同用有致心律失常的危险；与利尿药、普萘洛尔及其他 β 受体阻滞药同用，可加强降压作用；与普鲁卡因胺、奎尼丁同用，可增加心抑制、心律失常的危险；与左旋多巴合用可引起多巴胺耗竭而致帕金森病发作。甲氧阿利马嗪可使本品的降压作用增强，容易导致危险的发生；三环类抗抑郁药可使本品降压作用降低。本药与单胺氧化酶抑制药合用会导致严重的不良反应，两药应用应间隔至少14d。

（3）禁用、慎用：对萝芙木制剂过敏、有精神抑郁史、急性溃疡病、溃疡性结肠炎、电痉挛治疗、7～14d内用过单胺氧化酶抑制药者，孕妇及哺乳期妇女禁用。心律不齐、心损害、脑血管意外、癫痫、气管炎、哮喘、结石症、肥胖症、慢性鼻窦炎、帕金森病、嗜铬细胞瘤者慎用。

（4）其他：为避免对胃的刺激，本药可与食物或牛奶同服，最好在每天同一时间服药。

45.可乐定（珍菊降压）

（1）不良反应：①轻度：焦虑不安、便秘、性欲减退、头晕、嗜睡、眼干、口干、疲乏、头痛、失眠、厌食、鼻充血、恶心、呕吐、神经质等。②重度：胸痛、手指或脚趾发凉、抑郁、呼吸及排尿困难、脱发、乳房增生和疼痛、荨麻疹、阳痿、皮肤瘙痒、体重骤增、皮肤或眼睛发黄等。

（2）药物相互作用：本药与乙醇或中枢神经抑制药同用可使中枢抑制作用加强，引起极度困倦；与三环类抗抑郁药同用降压作用减弱；与非甾体消炎药同用，降压作用减弱。

（3）禁用、慎用：脑血管病、冠状动脉供血不足、精神抑郁史、近期心肌梗死、雷诺病、慢性肾功能障碍、窦房结或房室结功能低下、血栓闭塞性脉管炎患者慎用。

（4）其他：长期服药可出现耐药性，降压作用减弱，加利尿药同用可以减少耐药性并增强疗效。

46.甲基多巴

（1）不良反应：①轻度：水肿、头晕、便秘、腹泻、头昏、口干、腹胀、食欲缺乏、鼻塞、恶心、呕吐、无力等。②重度：腹胀、视力模糊、乳腺增生、性功能减退、情绪低落、呼吸困难、发热、失眠、肢体麻木、关节痛、震颤、异常出血或皮肤青紫、身体活动异常，眼睛或皮肤黄染等。

（2）药物相互作用：本品与苯丙胺及三环类抗抑郁药同用时，可降低降压作用；与氟哌利多醇同用可恶化患者的精神症状；与左旋多巴同用，可干扰其治疗效果；与钾制剂同用，可增加其毒性；与吩噻嗪类同用可出现短时期的高血压；与酚苄明同用可致尿潴留；与利舍平同用可加重中枢抑制作用。维拉帕米可使本品的作用增加。

（3）禁用、慎用：活动性肝病者、对本品过敏者禁用。造血功能不全、抑郁症史、自身免疫性疾病、溶血性贫血史、肝病或肝肾功能异常、嗜铬细胞瘤患者慎用。

47.肼屈嗪

（1）不良反应：①轻度：便秘、腹泻、头晕、乏力、面部潮红、头痛、食欲缺乏、肌肉痉挛、鼻塞、恶心、呕吐等。②重度：胸痛、焦虑、精神恍惚、痉挛、情绪低落、排尿困难、发热、瘙痒、指尖麻木或刺痛、心悸、体重迅速增加、皮疹、气短、咽痛、关节疼痛、疲劳、异常出血或皮肤青紫、眼睛或皮肤黄染等。

（2）药物相互作用：本药与乙醇合用，会导致头晕或晕厥；在应用单胺氧化酶抑制药14 d之内服用，会引起严重不良反应。

（3）禁用、慎用：孕妇禁用；冠心病、脑动脉硬化、心动过速、心功能不全者慎用。

（4）其他：本品长期大剂量使用，可引起类风湿关节炎及红斑狼疮样反应。

48.米诺地尔（罗盖因）

（1）不良反应：①轻度：疲劳、面色潮红、头痛、恶心、呕吐等。②重度：毛发生长异常、乳腺触痛、胸痛、排尿困难、皮肤发黑、心悸、皮疹、体重增长过快、异常出血或皮肤青紫等。

（2）药物相互作用：本品与其他降压药，硝酸盐类同用时可使降压作用加重；与非甾体清炎药同用使降压作用减弱；与拟交感胺类同用使降压作用减弱；与胍乙啶合用会引起剧烈的血压下降。

（3）禁用、慎用：孕妇、哺乳期妇女禁用；脑血管病、非高血压所致的心力衰竭，冠心病、心绞痛、心肌梗死、心包积液、嗜铬细胞瘤、肾功能障碍者慎用。

【护理】

1.迅速降压　常用药物：硝普钠、二氮嗪、酚妥拉明。

（1）降压的幅度取决于临床情况，不宜过低。一般收缩压降至21.3 kPa（160mmHg），舒张压降至14.7 kPa（110mmHg）。

（2）同时监测其心率、呼吸、血压、神志等。

2.脱水　可用呋塞米，脑水肿脱水加用20%甘露醇静滴。

（1）有心、脑、肾并发症患者应严密观察血压波动情况，详细记录出入液量。

（2）当患者出现明显头痛，颈部僵直感、恶心、颜面潮红或脉搏改变等症状体征时，应让患者保持安静，并设法去除各种诱发因素。

3.制止抽搐　躁动、抽搐者可用地西泮。

# 第三章　心绞痛

稳定型心绞痛是在冠状动脉狭窄的基础上，由于心肌负荷的增加引起心肌急剧的、暂时的缺血与缺氧的临床综合征。最常见病因是粥样硬化所致冠状动脉管腔狭窄。其特点为阵发性的前胸压榨性疼痛感觉，主要位于胸骨后部，可放射至心前区和左上肢尺侧，常发生于劳力负荷增加时，持续数分钟，休息或用硝酸酯制剂后消失。本症患者男性多于女性，多数患者在40岁以上，劳累、情绪激动、饱食、受寒、急性循环衰竭等为常见的诱因。

除上述典型的稳定型劳力性心绞痛之外，心肌缺血所引起的缺血性胸痛尚有各种不同的表现类型，目前趋向于将劳力性心绞痛以外的缺血性胸痛统称为不稳定型心绞痛。此外，由于贫血、感染、甲亢、心律失常等原因诱发的心绞痛称之为继发性不稳定型心绞痛。

【临床表现】

1.典型心绞痛的特点

（1）部位：主要在胸骨体上段或中段之后，可波及心前区右手掌大小范围，可放射至左肩，左肩内侧达无名指和小指，或至颈咽或至下颌部。

（2）性质：突然发作的胸痛，常呈压迫、紧闷或紧缩性、窒息感，可以烧灼感但不尖锐，不像针刺或倒扎样痛，偶伴濒死感的恐惧感觉。常迫使患者停止原有的动作，直至缓解。

（3）诱因：疼痛多在患者发怒、兴奋、焦虑等情绪激动时，或体力劳动、上楼、饱餐、寒冷、跑步、吸烟后诱发。

（4）持续时间：多在1～5min，很少超过15min。

（5）缓解方式：休息或含服硝酸甘油后几分钟内缓解。

2.体征　一般无异常体征。心绞痛发作时患者常见面色苍白、皮肤湿冷或出汗、表情焦虑、极度疲乏、呼吸困难、心率增快、血压升高，心尖部可持续第四心音、一过性收缩期杂音。

3.心电图检查　静息心电图约有半数患者为正常，亦可出现非特异性ST-T改变。心绞痛发作时常可出现暂时性心肌缺血性的ST段压低，有时出现T波倒置。变异型心绞痛发作时可出现ST段抬高。

【临床分型】

参照世界卫生组织的“缺血性心脏病的命名及诊断标准”可将心绞痛分为以下三类。

1.劳力性心绞痛　其特点是由体力劳累、情绪激动或其他足以增加心肌需氧量的情况所诱发，休息或舌下含服硝酸甘油后迅速消失。包括：

（1）稳定型心绞痛：最常见，指劳力性心绞痛在1～3个月内发作的诱因、发作次数、程度、持续时间、部位、缓解方法等大致相同。

（2）初发型心绞痛：过去未发作过心绞痛或心肌梗死，初次发生劳力性心绞痛的时间不足1个月者；既往有稳定型心绞痛已长时间未发作，而现再次发作，时间不超过1个月者。

（3）恶化型心绞痛：原为稳定型心绞痛，近3个月内发作的频率、程度、时间、诱因经常变动，进行性变化，硝酸甘油不易缓解。

2.自发性心绞痛　其特点为疼痛发生与体力活动引起心肌需氧量增加无明显关系，与冠状动脉血流贮备量减少有关。疼痛程度较重，时限较长，不易为含用硝酸甘油所缓解。

（1）卧位型心绞痛：休息、睡眠时发作，硝酸甘油不易缓解。

（2）变异型心绞痛：常在夜间或清晨发作，发作时伴有心电图ST段抬高，发作时间较长，主要为冠状动脉痉挛所致。

（3）急性冠状动脉功能不全：亦称中间综合征。常在休息或睡眠时发作，时间可达30 min至1 h或以上，但无心肌梗死表现，常为心肌梗死的前奏。

（4）梗死后心绞痛：急性心肌梗死发生后1个月内再发的心绞痛。

3.混合性心绞痛　具有劳力性和自发性两类心绞痛的特点，为冠状动脉狭窄使冠状动脉血流贮备量减少，而这一血流贮备量的减少又不固定，经常波动性地发生进一步减少所致。

临床上常把除稳定型心绞痛之外的以上所有类型的心绞痛及冠脉形成术后心绞

痛、冠脉旁路术后心绞痛等归入“不稳定型心绞痛”。此外，恶化型心绞痛及各型自发性心绞痛又被称为“梗死前心绞痛”。

4.心绞痛严重度的分级

Ⅰ级　一般体力活动（如步行、登楼）不受限，仅在强、快或长时间劳力时发生心绞痛。

Ⅱ级　一般体力活动轻度受限，快步、饭后、寒冷或刮风中、精神应激或醒后数小时内步行或登楼；步行两个街区以上、登楼一层以上和爬山，均引起心绞痛。

Ⅲ级　一般体力活动明显受限，步行1～2个街区，登楼一层以上引起的心绞痛。

Ⅳ级　一切体力活动都引起不适，休息时发生心绞痛。

5.配合医生正确使用硝酸酯制剂类药物

心绞痛发作时，可使用作用较快的硝酸酯制剂，主要为硝酸甘油。硝酸甘油抗心绞痛作用主要通过直接松弛血管平滑肌，尤其是小血管平滑肌而发挥，使用时应注意：

（1）严格控制其输注速度，在监测血压、心率的情况下，调整用药速度，避免患者自行调节滴数而致血压下降。

（2）部分患者使用硝酸酯制剂药物出现颜面潮红、头胀痛、头部跳动感、心悸等症状，应告诉患者这是由于药物导致头面部血管扩张造成的，以解除其顾虑。

（3）因硝酸甘油静滴时间长，对皮肤刺激性大，易引起静脉炎，故穿刺时应选择合适的部位及血管，密切观察穿刺部位有无渗漏。

（4）用药期间从卧位或坐位突然站起时须谨慎，以免发生直立性低血压。

【用药原则】

针对心绞痛的治疗原则是改善冠状动脉的血供和减轻心肌的耗氧，同时治疗动脉粥样硬化。长期服用阿司匹林（75～300mg／d）和给予有效的降血脂治疗可促使粥样斑块稳定，减少血栓形成，降低不稳定型心绞痛和心肌梗死的发生。

1.发作时的治疗　较重的发作，可使用作用较快的硝酸酯制剂。这类药物除扩张冠状动脉，降低阻力，增加冠状循环的血流量外，还通过对周围血管的扩张作用，减少静脉回流心脏的血量，降低心室容量、心腔内压、心排血量和血压，减低心脏前后负荷和心肌的需氧，从而缓解心绞痛。在应用上述药物的同时，可考虑用镇静药。

2.缓解期的治疗　使用作用持久的抗心绞痛药物，以防心绞痛发作，可单独选用、交替应用或联合应用被认为作用持久的药物，包括硝酸酯制剂、β受体阻滞药、钙通道阻滞药及中医中药等。

3.不稳定型心绞痛　不稳定型心绞痛病情发展常难以预料，应使患者处于医生的监控之下，疼痛发作频繁或持续不缓解及高危组的患者应立即住院。经治疗病情稳定，出院后应强调抗凝及降脂治疗以促使斑块稳定，缓解期的进一步检查及长期治疗方案与稳定型劳力性心绞痛相同。

【药物选择】

1.发作时的治疗

(1)硝酸甘油：可用0.3~0.6mg，置于舌下含化。

(2)硝酸异山梨酯：可用5~10mg，舌下含化。硝酸异山梨酯喷雾剂1~3喷，每隔30s 1次，喷入口腔。

2.缓解期的治疗

(1)硝酸酯制剂：①硝酸异山梨酯：硝酸异山梨酯片剂或胶囊口服3次/d，每次5~20mg，缓释制剂可用20mg，2次/d。②5-单硝酸异山梨酯：是长效硝酸酯类药物，2次/d，每次20~40mg。③戊四硝酯制剂：每8h服1次，每次2.5mg，或2%硝酸甘油膏或橡皮膏贴片(含5~10mg)涂或贴在胸前或上臂皮肤而缓慢吸收，适用于预防夜间心绞痛发作。

(2)β受体阻滞药：目前常用的制剂是美托洛尔25~50mg，2次/d，缓释片，100~200mg，1次/d；阿替洛尔12.5~25mg，1次/d；纳多洛尔(康加尔多)40~80mg，1次/d；比索洛尔(康可)2.5~5mg，1次/d，早晨空腹或早晨用餐时用水送服；塞利洛尔200~300mg，1次/d；兼有α受体阻滞作用的卡维地洛5mg，2次/d，本品须和食物一起服用；阿罗洛尔(阿尔马尔)10mg，2次/d等。

(3)钙通道阻滞药：维拉帕米40~80mg，3次/d或缓释剂240mg/d，餐中或餐后服用；硝苯地平，其缓释制剂20~40mg，2次/d，控释剂(拜新同)30mg，1次/d；尼索地平10~40mg，1次/d；氨氯地平5~10mg，1次/d等；地尔硫革(硫氮革酮)30~60mg，3次/d，其缓释制剂90mg，1次/d。

3.调节血脂药物

(1)主要降低血胆固醇，也降低三酰甘油的药物：常用的制剂有，洛伐他汀20~40mg，每日1或2次，晚餐时顿服；普伐他汀10~40mg，1次/d，临睡前服用；

辛伐他汀20～40mg，1次/d，晚间顿服；氟伐他汀20～40mg，每晚顿服1次，空腹服用；阿托伐他

（2）主要降低血三酰甘油，也降低血胆固醇的药物：常用的药物有，非诺贝特，100mg，3次/d，其微粒型制剂（力平脂）200mg，1次/d，进餐时服用；吉非贝齐600mg，2次/d，其缓释型900mg，1次/d；苯扎贝特200mg，每日2或3次，饭后服用，其缓释型400mg，1次/d；环丙贝特50～100mg，1次/d等。

（3）烟酸类：烟酸口服3次/d，每次剂量由0.1g逐渐增加到最大1.0g，晚餐后睡前服用。阿昔莫司，口服250mg，每日1或3次，进餐时或餐后服用。

（4）胆酸隔置剂：常用的有考来烯胺（考来烯胺）4～5g，3次/d；考来替泊4～5g，每日3或4次等。

4.抗血小板药物阿司匹林0.05～0.3g，1次/d，饭后服用；噻氯匹定250mg，每日1或2次，就餐时服用；氯吡格雷75mg/d。

【用药提示】

1.硝酸甘油（尼采、耐安康、礼顿、三硝基甘油）

（1）不良反应：①轻度：头晕、面部潮红、头痛、呕吐、虚弱等；②重度：腹泻、心悸、昏厥、皮疹、出汗等。

（2）药物相互作用：本药与乙酰胆碱、组胺、去氧肾上腺素、麻黄碱或肾上腺素同用时，疗效可减弱；与多巴酚丁胺合用，对缺血性心脏病所致的充血性心衰及心律失常有良好疗效，不良反应小；与降压药或扩张血管药同用时，可使本品直立性降压作用增强；与三环类抗抑郁药同用时，可加剧抗抑郁药的低血压和抗胆碱效应；与普萘洛尔合用，可提高抗心绞痛的效果。本品舌下含化可迅速消除去甲肾上腺素的升压作用。本品可拮抗吗啡引起的平滑肌痉挛。

（3）禁用、慎用：对本类药物过敏、特异体质或对本类药物已有耐药性、严重贫血、使用西地那非（万艾可）的患者，头部外伤、颅压增高、青光眼、低血容量未纠正者，儿童及孕妇禁用。早期心肌梗死者慎用。

（4）其他：本品长期应用，会产生耐药性，可逐渐停药；硝酸甘油乃油状液体，制成片剂后，于片剂中有流动性，可致瓶中上层药片与下层药片含量不同，药效可因时间、热、空气、潮湿等因素而减低活力，故应注意其包装与存放。

2.硝酸异山梨酯（安其伦、异山梨酯）

（1）不良反应：用药初期可能会出现硝酸酯引起的血管扩张性头痛、面部潮红、眩晕、直立性低血压和反射性心动过速，偶见血压明显降低、心动过缓和心绞痛加重，罕见虚脱及晕厥。

（2）药物相互作用：与其他血管扩张药、钙拮抗药、β受体阻滞药、降压药、三环抗抑郁药及乙醇合用，可增强本类药物的降血压效应；可加强双氢麦角碱的升压作用。同时使用类固醇抗炎药可降低本药的疗效。

（3）禁用、慎用：急性循环衰竭、严重低血压、急性心肌梗死伴低充盈压、肥厚梗阻性心肌病、缩窄性心包炎或心脏压塞、严重贫血、青光眼、颅内压增高、原发性肺动脉高压、对硝基化合物过敏者禁用。主动脉和（或）二尖瓣狭窄、直立性低血压慎用。孕妇及哺乳期妇女应慎用。

（4）其他：不应突然停止用药，以避免反跳现象。

3.5-单硝酸异山梨酯（艾复咛、单硝酸异山梨酯、艾狄莫尼、依姆多、丽珠欣乐、伊迈清、伊索曼）

（1）不良反应：初用本药可引起硝酸酯性头痛，循环不稳定患者的虚脱可能加剧。

（2）药物相互作用：本品和乙醇合用会导致头晕或晕厥；某些治疗鼻窦炎、过敏、咳嗽、感冒、哮喘或减肥的非处方药会阻断本品的抗心绞痛作用；大剂量本品与其他降压药合用时，降压作用被增强。

（3）禁用慎用：急性心肌梗死伴低血压、急性循环衰竭、低血压患者，孕妇及哺乳期妇女禁用。

4.硝酸甘油经皮给药薄膜（帖保咛）

（1）不良反应：治疗早期可能产生头痛，反射性心动过速，直立性低血压，恶心，眩晕。敏感患者可能产生皮肤过敏反应。

（2）药物相互作用：同时使用抗高血压药物、钙拮抗药、血管扩张药、三环类抗抑郁药或乙醇可能会加强本药的降压作用。如果同时使用硝酸甘油和双氢麦角碱，前者可使后者的血浓度升高而增强其作用。

（3）禁用、慎用：急性循环衰竭，严重低血压，急性心肌梗死患者禁用。妊娠头3个月不应使用。勿用于治疗急性心绞痛发作。

（4）其他：贮存温度不超过25℃。

5.美托洛尔（倍他乐克）

（1）不良反应：轻微上腹部不适，倦怠或睡眠异常；偶有非特异性皮肤反应和肢端发冷。静脉使用能引起血压下降。

（2）药物相互作用：避免与巴比妥类药物、普罗帕酮、维拉帕米合用。与下列药物合用时可能需要调整剂量，胺碘酮、Ⅰ类抗心律失常药物、可乐定、地尔硫䓬、肾上腺素、苯丙醇胺、奎尼丁、利福平。

（3）禁用、慎用：二、三度房室传导阻滞，心源性休克和明显心动过缓者禁用。IDDM及严重肝功能不全者慎用。妊娠最后3个月以及分娩前后慎用。

（4）其他：中断治疗一般在7～10d内逐步撤除，尤其是缺血性心脏病患者骤然停药可使病情恶化。对要进行全身麻醉的患者，最好停止服用。对于有支气管哮喘的患者，应同时给$\beta_2$受体激动药。

6.阿替洛尔（天诺敏、血压灵、阿坦乐尔）

（1）不良反应：轻度不良反应有焦虑、便秘、性功能下降、腹泻、失眠、皮肤发干、头痛、恶心、神经质、胃部不适、乏力、虚弱、嗜睡、口干等；重度不良反应有呼吸困难或哮喘、手足发凉、意识模糊、头晕、发热、脱发、幻觉、噩梦、警觉性下降、皮疹、小腿肿胀、异常出血或皮肤青紫。

（2）药物相互作用：吲哚美辛、阿司匹林或其他水杨酸类药物、乙醇、巴比妥盐和利福平，可降低本品的降压作用；西咪替丁及口服避孕药能增加本品的不良反应；本品可与降糖药相互作用，使血糖升高或降低或掩盖低血糖症状；氯丙嗪、呋塞米或肼屈嗪能增强本品的活性，从而产生不良反应；本品与钙通道阻滞药或丙吡胺合用可导致心衰或血压过低；本品可降低茶碱、氨茶碱、沙丁胺醇、奥西那林和特布他林的作用；本品与洋地黄类药物合用，因均可降低心肌传导速率，要慎用；本品与可乐定、地高辛、肾上腺素、去氧肾上腺素、苯丙醇胺、酚噻嗪类安定药、哌唑嗪、单胺氧化酶抑制药合用，不良反应增加。

（3）禁用、慎用：严重窦性心动过速、房室传导阻滞、心衰患者，孕妇及哺乳期妇女禁用。支气管哮喘、肺功能不全、慢性阻塞性肺病、糖尿病、高血压、肝肾功能不全、甲状腺功能亢进者慎用。

（4）其他：本品临床效应与血药浓度可不完全平行，剂量调节以临床效应为准；本品能掩盖糖尿病患者的低血糖征兆，如脉搏加快，但不出现眩晕或发汗；不可突然停药，应在医生指导下逐渐减量停药。

7.比索洛尔（康忻、博苏、圣诺得）

（1）不良反应：服药初期偶见轻微疲倦、头晕、头痛，出汗、睡眠异常、多梦及精神错乱，偶见直立性低血压、心动过缓、房室传导阻滞、心衰加重、胸痛；有哮喘或呼吸道阻塞病史的患者可引起支气管痉挛；偶尔出现胃肠功能紊乱、皮肤反应、性功能障碍、肝转氨酶升高。

（2）药物相互作用：不宜与以下药物合用，钙拮抗药，静脉给药的患者使用β受体阻滞药治疗可导致显著的低血压和房室传导阻滞；可乐定；单胺氧化酶抑制药（MAOB抑制药除外）。

（3）禁用、慎用：急性心衰、心源性休克、二、三度房室传导阻滞（无心脏起搏器）、病窦综合征、窦房阻滞、心动过缓、血压过低、严重哮喘或严重慢阻肺、外周动脉阻塞性疾病晚期和雷诺综合征、未经治疗的嗜铬细胞瘤、代谢性酸中毒、已知对比索洛尔及其衍生物过敏的患者禁用。以下情况慎用：心衰、支气管痉挛、与吸入性麻醉药合用、血糖水平波动较大、严格禁食、有严重过敏史、正在进行脱敏治疗、一度房室传导阻滞、变异型心绞痛、外周动脉阻塞性疾病、患有牛皮癣或有牛皮癣家族史、嗜铬细胞瘤患者。儿童、孕妇、哺乳期妇女不宜使用。

（4）其他：本药不宜突然停药。本品可能会减弱驾车或操纵机器的能力。

8.塞利洛尔（得来恩、诺曼迪、塞利心安）

（1）不良反应：可有轻微头痛、头晕、乏力、困倦、嗜睡及恶心，偶见心悸、震颤，罕见抑郁症及过敏反应。

（2）药物相互作用：本药与肾上腺素能神经元阻断药如利舍平合用时其作用相加；慎与I类抗心律失常药如丙吡胺合用；与氯噻酮及氢氯噻嗪合用时，可能降低生物利用度。

（3）禁用、慎用：窦性心动过缓者及严重心动过缓者、继发于肺动脉高压的右心室衰竭者、二度以上的房室传导阻滞者、心源性休克及严重心衰者、正在服用能增强肾上腺素活性的抗精神病药物和停用此类药物不满2周者、哮喘急性发作期、肌酐清除率低于15 mL / min的严重肾损伤者禁用。肝肾功能不全者慎用。充血性心衰、支气管痉挛、糖尿病、甲状腺病患者慎用。儿童、孕妇及哺乳期妇女不推荐使用本品。

（4）其他：心绞痛和缺血性心脏病患者长期服用本品时，突然停药可能会出现心绞痛加重和心肌梗死。因此，对于这类患者，应在1～2周内逐渐减量，直至停用。

9.卡维地洛（达利全、络德、枢衡、金络、卡维洛尔）

（1）不良反应：偶见轻度头晕、头痛、乏力，罕见抑郁、睡眠紊乱、感觉异常，偶有心动过缓、直立性低血压、晕厥、外周循环障碍、水肿、心绞痛、房室传导阻滞和心衰加重；有哮喘或呼吸困难倾向的患者偶尔发病；偶见胃肠不适、皮肤过敏反应、血清转氨酶升高、血小板或白细胞减少，可使原有糖尿病的病情加重，偶见四肢疼痛，罕见口干、排尿障碍、性功能减退、视觉障碍、眼部刺激感、眼干、肾功能损害。

（2）药物相互作用：本药与其他降压药合用可产生低血压；慎与钙通道阻滞药或I类抗心律失常药合用；与地高辛合用时，应加强对地高辛血药浓度的监测。在终止本药与可乐定联合用药时，应先停本药，几天后再将可乐定逐渐减量。本药可能会增强降糖药的作用。与利福平等酶诱导剂合用时，本药的血药浓度可能降低。与西咪替丁等酶抑制药合用时，其血药浓度可能增高。麻醉期间使用时，应密切观察负性肌力作用及低血压等不良反应。本药与强心苷合用可能延长房室传导时间。

（3）禁用、慎用：Ⅳ级失代偿性心衰、需使用静脉正性肌力药物、哮喘、伴有支气管痉挛的慢性阻塞性肺疾病、肝功能异常、二、三度房室传导阻滞、心率＜50次/min、心源性休克、病窦综合征（包括窦房阻滞）、收缩压＜85 mmHg者禁用。已用洋地黄、利尿药及ACEI，或伴有低血压、缺血性心脏病、弥散性血管病和（或）肾功能不全的充血性心衰；需使用支气管解痉剂的慢性阻塞性肺疾病，或有支气管痉挛倾向；甲亢；有严重过敏史和正在接受脱敏治疗；嗜铬细胞瘤；变异型心绞痛；有外周血管疾病；手术患者；不稳定或继发高血压患者应慎用。

（4）其他：本药可能影响驾驶和操作机器的能力。

10.阿罗洛尔（阿尔马尔、阿罗替诺罗尔、噻吩洛尔）

（1）不良反应：胸痛、胸部不适、眩晕、站立不稳、低血压，乏力、倦怠、头痛、头重、嗜睡、胃肠道反应，AST、ALT、三酰甘油、尿酸升高。

（2）药物相互作用：本药与交感神经抑制性药物如利血平合用，可出现过度抑制症状；与降血糖药合用可增强降血糖作用；与钙拮抗药合用可互相增强作用。可乐定可能增强停药后的反跳现象。本药与丙吡胺、普鲁卡因胺、阿义马林合用，可出现心功能过度抑制症状。

（3）禁用、慎用：严重窦性心动过缓，二、三度房室传导阻滞，窦房传导阻滞，糖尿病性酮症、代谢性酸中毒，有可能出现支气管哮喘或支气管痉挛者，心源性休克，肺高压所致的右心衰，充血性心衰，未治疗的嗜铬细胞瘤患者，以及孕妇禁用。有充血性心衰可能的患者、特发性低血糖、控制不充分的糖尿病、长时间禁食、严重肝肾功能障碍、有末梢血循环障碍者、老人及儿童慎用。哺乳期妇女用药期间应停止哺乳。

（4）其他：手术前48h内不宜给药。用于嗜铬细胞瘤患者时，须始终联合应用α受体阻断药。本药影响驾车及操作机械的能力。

11.维拉帕米（诺富生、益衡）

（1）不良反应：便秘、头晕、偶见恶心、眩晕、头痛、低血压、踝关节水肿、潮红、乏力、神经过敏、红斑性肢痛病、感觉异常、心动过缓、充血性心衰、呼吸困难，罕见肌肉疼痛、关节痛、过敏性皮肤反应、男性乳房发育、可逆性转氨酶和（或）碱性磷酸酶升高、牙龈增生。

（2）药物相互作用：β受体阻滞药、抗心律失常药和吸入性麻醉药可增强本药的药效。本药可减弱钾的作用并增加其神经毒性，提高环孢素、茶碱、地高辛、氨甲酸氮革的血浆水平，降低利福平、苯妥英和苯巴比妥的药效，加强肌松剂的药效，可能提高西咪替丁的血浆水平。

（3）禁用、慎用：心源性休克，伴有心动过缓、显著低血压和左心功能不全的急性心肌梗死，二或三度房室传导阻滞，窦房传导阻滞，病理性窦房结综合征者禁用。二度房室传导阻滞、心动过缓、低血压、房颤、房扑和预激综合征患者及妊娠和哺乳期妇女慎用。

（4）其他：可能影响机械操作能力。

12.硝苯地平（爱地清、伲福达、尼非地平）

（1）不良反应：外周水肿、头晕、头痛、乏力、面部潮红、一过性低血压、平衡失调，偶有胸痛和昏厥，少见贫血、白细胞减少、血小板减少、紫癜。本品过敏者可出现过敏性肝炎、皮疹，甚至剥脱性皮炎。

（2）药物相互作用：个别使用β受体阻滞药的患者可能诱发和加重低血压、心衰和心绞痛。与地高辛合用时，应监测地高辛的血药浓度。与西咪替丁合用时，注意调整本品剂量。接受芬太尼麻醉的患者，应至少停药36h。

（3）禁用、慎用：低血压、对二氢吡啶类药物过敏患者禁用。孕妇慎用。哺乳期妇女应停药或停止哺乳。

（4）其他：用药期间常规监测血压和心电图。首次大剂量使用应监测患者血压，以免发生血压骤降。终止治疗时应逐渐减量撤除，不可骤停。

13.硝苯地平控释片（拜新同、欣然）

（1）不良反应：头痛、面部和皮肤潮红、燥热、心动过速、心悸、头晕、疲倦、低血压。极个别病例中有胃肠道紊乱如恶心、腹泻。皮肤反应如瘙痒、荨麻疹、皮疹。

（2）药物相互作用：不得与利福平合用。本药与其他降血压药合用可加强降血压效果；与β受体阻滞药同时使用可能出现严重的低血压；与地高辛同时使用时可导致地高辛清除率降低；与奎尼丁同时服用时，奎尼丁浓度下降。西咪替丁或雷尼替丁可使本药的浓度轻度增加。

（3）禁用、慎用：禁用于心源性休克患者，以及怀孕和哺乳期妇女。严重低血压、明显心衰、严重主动脉狭窄、胃肠道严重狭窄及肝功能损害患者慎用。

（4）其他：因本药采用特殊控释剂型，故不能咀嚼或掰断后服用。

14.氨氯地平（伏络清、安内真、压氏达、阿洛地平）

（1）不良反应：主要为潮红、疲劳、水肿、眩晕、头痛、腹痛、恶心、心悸、嗜睡。

（2）药物相互作用：本药与其他外周扩血管药物合用时可能出现低血压，特别是有严重主动脉瓣狭窄的患者。本品对突然停用β受体阻滞药所产生的反跳症状没有保护作用，因此停用β受体阻滞药仍需逐渐减量。与吸入烃类合用可引起低血压。拟交感胺，非甾体清炎药（尤其是吲哚美辛）可减弱本品的降压作用。本药与雌激素合用可引起体液潴留而增高血压；与钾合用可引起神经中毒。

（3）禁用、慎用：对二氢吡啶类钙拮抗药过敏者禁用。伴有严重冠状动脉阻塞性疾病的患者，严重主动脉狭窄、心衰、肝功能不良患者，孕妇及哺乳期妇女慎用。

15.地尔硫䓬（恬尔新、艾克朗、合贝爽、合心爽）

（1）不良反应：水肿、头痛、恶心、眩晕、皮疹、无力。极少见房室传导阻滞、心动过缓。

（2）药物相互作用：本药可增加西咪替丁及地高辛血药浓度；与麻醉药产生协同作用。

（3）禁用、慎用：病窦综合征、二或三度房室传导阻滞未安装起搏器者，收缩压低于90 mmHg、心率低于50次/min者，充血性心衰患者禁用；延长房室结不应期、心室功能受损患者，肝肾功能受损者慎用。

（4）其他：偶可致症状性低血压。

16.洛伐他汀（海立、乐福欣）

（1）不良反应：偶见轻微而短暂的消化道不适、皮疹。

（2）药物相互作用：勿与免疫抑制药、吉非贝齐和烟酸合用。

（3）禁用、慎用：孕妇及哺乳期妇女禁用。儿童不宜服用，有肝病史者慎用。

（4）其他：不适用于高脂血症Ⅰ、Ⅳ、Ⅴ型。

17.普伐他汀（关百乐镇）

（1）不良反应：偶见过敏症状如皮疹，消化道反应如恶心、呕吐、便秘、腹泻、腹痛、胃不适感，偶见AST、ALT、BUN、肌酐升高，偶出现头痛、乏力、水肿。

（2）药物相互作用：本药应在服用考来烯胺前1 h或后4 h服用，或考来替泊前1 h服用。

（3）禁用、慎用：对本品或本品中任何成分有过敏症既往史者禁用。儿童、孕妇及严重肝或肾功能损害或有既往史患者慎用。哺乳期妇女用药时，应停止哺乳。

18.辛伐他汀（利之舒、辛可）

（1）不良反应：短暂及轻微的胃肠道反应、便秘、疲乏无力、头痛；偶见肌病贫血、黄疸；罕见横纹肌溶解和肝炎、过敏反应、肝功能异常、肌酸激酶（creatinekinase，CK）升高。

（2）药物相互作用：本药可提高香豆素类抗凝剂的抗凝效果；与胺碘酮或维拉帕米同用时，本药剂量不应超过20 mg/d；勿与伊曲康唑、酮康唑、红霉素、克拉霉素、HIV蛋白酶抑制药或奈法唑酮合用。贝特类、降脂剂量（≥1 g/d）的烟酸与本药合用时增加疾病发生的危险。避免在治疗期间大量饮用（每日＞1 L）葡萄柚汁。

（3）禁用、慎用：活动性肝脏疾病或无法解释的血清转氨酶持续升高者，怀孕或哺乳期妇女禁用。大量饮酒和（或）有既往肝脏病史的患者慎用。儿童不宜服用。

（4）其他：用药期间注意监测肌痛或无力症状、CK水平。如诊断或怀疑为肌病，应中断治疗。应于治疗开始前和治疗过程中定期检查肝功能，如转氨酶上升到3倍正常上限并持续不降时，应停药。

19.氟伐他汀（来适可）

（1）不良反应：消化不良、失眠、恶心、腹痛、头痛、转氨酶升高。

（2）药物相互作用：本药与胆酸结合剂、利福平合用会发生相互作用；与西咪替丁、雷尼替丁、奥美拉唑合用会提高生物利用度，但无临床意义。

（3）禁用、慎用：活动性肝病或难以解释的持续性血清转氨酶升高者，严重肾功能不全者，孕妇及哺乳期妇女，未采取足够避孕措施的育龄妇女禁用。有肝病史或大量饮酒、难以解释的无力及肌酸磷酸激酶显著升高、弥漫性肌肉酸痛、肌肉痛或触痛者慎用。

20.阿托伐他汀（立普妥、阿乐）

（1）不良反应：短暂性便秘、腹胀、消化不良和腹痛。

（2）药物相互作用：本药与下列药物合用可增加发生横纹肌溶解的危险性。环孢素、红霉素、克拉霉素、伊曲康唑、酮康唑、奈法唑酮、烟酸、吉非贝齐、其他纤维素衍生物或HIV蛋白酶抑制药。

（3）禁用、慎用：活动性肝病患者、血清转氨酶持续升高超过正常上限3倍且原因不明者、肌病、孕期、哺乳期及未采取适当避孕措施的育龄妇女禁用。对大量饮酒和（或）曾有肝病史的患者慎用。

（4）其他：①定期测定肝功能。②本药可能引起肌痛、肌炎、肌病、横纹肌溶解症，下列情况应注意监测肌酸磷酸激酶（creatine phosphokinase，CPK）。肾功能异常、甲状腺功能减退、个人或家族遗传性肌病史、既往他汀或贝特类药物肌损伤史、既往肝病史和（或）大量饮酒，治疗过程中出现肌痛、抽筋或无力。

21.非诺贝特（力平之、利必非、诺之妥）

（1）不良反应：胃肠不适，如消化不良；皮肤过敏反应；一过性转氨酶水平升高及肌肉疼痛。

（2）药物相互作用：慎与其他降胆固醇药（其他贝特类，他汀类）同服。服用抗凝药时慎用本药。

（3）禁用、慎用：有肝或肾功能损害者，儿童及妊娠妇女禁用。

（4）其他：本药不能作为饮食控制的替代疗法；需定期进行常规血液及肝功能检查。

22.吉非罗齐（吉非贝齐、维绛知）

（1）不良反应：胃肠道不适；少见头痛、头晕、乏力、皮疹、瘙痒、阳痿，偶有胆石症、肌炎（肌痛、乏力、肌酸磷酸激酶升高）、肝功能试验异常、贫血及白细胞、血小板减少和骨髓抑制。

（2）药物相互作用：口服抗凝药患者服用本品时，其抗凝药剂量应减半。

（3）禁用、慎用：胆囊疾病、胆石症、肝功能不全或原发性胆汁性肝硬化、严重肾功能不全、肾病综合征引起血清蛋白减少的患者禁用。

（4）其他：治疗3个月后如无效，或出现胆石症、肝功能显著异常、可疑肌病症状（如肌痛、触痛、乏力）或血肌酸磷酸激酶显著升高，应停药。

23.苯扎贝特（阿贝他）

（1）不良反应：偶见胃肠道反应；极少数患者可能会有皮肤过敏反应如瘙痒、荨麻疹。

（2）药物相互作用：本药与抗凝药同用时，须将抗凝药剂量减半，并监测凝血功能；与考来烯胺同用时，应间隔2h；与他汀类降脂药合用时应谨慎。

（3）禁用、慎用：严重肝肾功能不全者，胆道梗阻性病变患者，妊娠及哺乳期妇女禁用。

（4）其他：肾功能不全者应根据血清肌酐值及肌酐清除率调整剂量。

24.烟酸（诺之平、本悦）

（1）不良反应：潮红、胃肠道反应、瘙痒和皮疹，少见眩晕、头痛、心悸、呼吸急促、出汗、皮肤干燥、疼痛、乏力、发冷、外周水肿和实验室指标改变（肝功能、淀粉酶异常、空腹血糖和尿酸水平升高、血小板减少、凝血酶原时间延长、血磷降低、CPK升高）。

（2）药物相互作用：在服用本品前后应避免摄入乙醇或热饮。本药与胆酸螯合剂应分开服用，会加强神经节阻滞药（如经皮吸收的尼古丁或血管活性药物如硝酸盐、钙拮抗药和类肾上腺素的抑制药）的降血压作用。

（3）禁用、慎用：显著肝脏功能异常者、胃溃疡活动期者、动脉出血者、孕妇及哺乳妇女禁用。不建议儿童和青少年使用。大量饮酒和（或）有肝病史，不稳定型心绞痛或急性心肌梗死的患者慎用。

（4）其他：治疗期间如转氨酶升高到正常值上限的3倍时，应停用。与他汀类药物合用时应严格监测横纹肌溶解的症状、CPK和钾的水平。治疗期间应监测易患痛风、有黄疸、肝胆疾病或胃溃疡病史的患者。

25.阿昔莫司（司里蒙）

（1）不良反应：胃肠道不适、潮红、瘙痒。

（2）禁用、慎用：消化性溃疡患者禁用。肾功能不全者慎用。

26.阿司匹林（巴米尔、拜阿司匹林）

（1）不良反应：消化不良、胃灼热感、恶心；少见过敏反应；罕见胃溃疡和胃出血。

（2）药物相互作用：本药增强以下药物的作用，抗凝血药、可的松或其他类似物、磺酰脲类、甲氨蝶呤、地高辛、巴比妥类、钾、某些镇痛药、抗炎药、抗风湿药、磺胺和磺胺复合物、碘塞罗宁。本药降低以下药物的作用，醛固酮拮抗药，如螺内酯和坎利酸；髓袢利尿药，如呋塞米，降压药、促尿酸排泄的抗痛风药，如丙磺舒、磺吡酮。

（3）禁用、慎用：对阿司匹林和含水杨酸的物质过敏、胃十二指肠溃疡、出血体质者禁用；对其他镇痛药、抗炎药或抗风湿药过敏，或存在其他过敏反应，同时使用抗凝药物（如香豆素衍生物、肝素，低剂量肝素治疗例外），哮喘，慢性或复发性胃十二指肠病变，肾损害，严重肝功能障碍患者，以及儿童和青少年、孕妇慎用；怀孕的最后3个月不宜使用。

（4）其他：哺乳妇女服用超过150mg／d，应中止哺乳。服药时不要饮酒。

27.噻氯匹定（辰欣、泰禄达、抵克立得）

（1）不良反应：偶见轻微胃肠道反应；罕见的反应，恶心、腹泻、皮疹、淤斑、齿龈出血、白细胞减少、粒细胞缺乏、胆汁阻塞性黄疸、肝功能损害。以上不良反应均在停药后消失。

（2）药物相互作用：最好避免同抗维生素K的药物肝素或阿司匹林合用。

（3）禁用、慎用：近期出血者，近期患溃疡病伴有出血时间延长者，白细胞总数减少、血小板减少或有粒细胞减少病史者禁用。妊娠和哺乳期妇女不宜使用。

（4）其他：用药最初3个月内，每2周检查白细胞和血小板计数，当发现计数减低时，应停药。在手术、动脉插管或输注前7d，应停用本药。

28.氯吡格雷(波立维、泰嘉)

(1)不良反应:紫癜、鼻出血等现象,中性粒细胞减少,胃肠道反应(如腹痛、消化不良、胃炎、腹泻或便秘),胃及十二指肠溃疡,皮疹和其他皮肤病。

(2)药物相互作用:慎与肝素、非甾体消炎药、华法林、苯妥英、他莫昔芬、甲苯磺丁脲、托拉塞米、氟伐他汀合用。

(3)禁用、慎用:活动性病理性出血,如消化性溃疡或颅内出血患者禁用。由于创伤、手术或其他原因而引起出血增多、患有易出血病(如溃疡)、严重肝病患者,以及孕妇、哺乳期妇女慎用。儿童不宜使用。

(4)其他:用药期间应监测异常出血情况,白细胞和血小板计数。择期手术且无需抗血小板治疗者,术前1周停用本药。

【护理】

1.立即停止活动,绝对卧床休息 指导协助患者采取舒适体位,解开衣领;安慰患者,解除紧张不安情绪,以减少心肌耗氧量。

2.吸氧 氧流量为4L/min,疼痛减轻或消失后可减少至2L/min,维持1~2d,吸氧可改善心肌缺血,缓解疼痛。

3.合理饮食 给予高维生素、低热量、低动物脂肪、低胆固醇、适量蛋白质、易消化的清淡饮食,少量多餐,避免过饱及刺激性食物与饮料,禁烟禁酒,多食蔬菜水果。

4.保持大小便通畅 有便秘史的患者宜多食用水果及富含纤维的蔬菜,必要时予以缓泻药。

5.环境 寒冷的刺激也能诱发心绞痛,病室温度适宜,避免受凉。保持室内的安静,减少外在刺激,加强床边巡视,保证患者充分休息。

6.加强病情观察

(1)评估疼痛的部位、性质、范围、放射性、持久时间、诱因及缓解方式,严密观察血压、心率、心律变化。

(2)嘱患者疼痛发作或加重时要告诉护士,警惕心肌梗死的发生。如有异常立即通知医生。

(3)加强夜间巡视以防意外,因夜间迷走神经兴奋性增高,心率减慢,心肌供血减少,容易发生猝死。

# 第四章　心肌梗死

心肌梗死是心肌缺血性坏死，为在冠状动脉病变的基础上，发生冠状动脉供血急剧减少或中断，使相应的心肌严重而持久的急性缺血导致心肌坏死。心肌梗死的基本病因是冠状动脉粥样硬化（因为冠状动脉栓塞、炎症、先天性畸形、痉挛和冠状动脉口阻塞所致），造成一支或多支血管管腔狭窄和心肌供血不足，而侧支循环未充分建立，在此基础上，一旦供血急剧减少或中断，使心肌严重而持久的急性缺血达1h以上，即可发生心肌梗死。临床表现为持久的胸骨后剧烈疼痛、发热、白细胞计数和血清心肌坏死标记物增高以及心电图进行性改变；可发生心律失常、休克或心力衰竭，属冠心病的严重类型。

【临床表现】

1.疼痛

这是最先出现的症状，疼痛部位和性质与心绞痛相同，但常发生于安静或睡眠时，疼痛程度较重，范围较广，持续时间可长达数小时或数天，休息或含用硝酸甘油片多不能缓解，患者常烦躁不安、大汗淋漓、恐惧，有濒死之感。在我国约1/6~1/3的患者疼痛的性质及部位不典型，如位于上腹部，常被误认为胃溃疡穿孔或急性胰腺炎等急腹症；位于下颌或颈部，常被误认为骨关节病。部分患者无疼痛，多为糖尿患者或老年人，一开始即表现为休克；少数患者在整个过程中都无疼痛或其他症状，而事后才发现得过心肌梗死。

2.全身症状

主要是发热，伴有心动过速、白细胞增高和红细胞沉降率增快等，由坏死物质吸收所引起。一般在疼痛发生后24~48小时出现，程度与梗死范围常呈正相关，体温一般在38℃上下，很少超过39℃，持续一周左右。

3.胃肠道症状

约1/3有疼痛的患者，在发病早期伴有恶心、呕吐和上腹胀痛，与迷走神经受坏死心肌刺激和心排血量降低组织灌注不足等有关；肠胀气也不少见；重症者可发生呃逆。

4.心律失常

见于75%～95%的患者，多发生于起病后1～2周内，尤其24小时内。心电图可呈现弥漫性异常。

5.低血压和休克

疼痛期中，会导致血压下降，可持续数周后再上升，且常不能恢复以往的水平。如疼痛缓解而收缩压低于80mmHg，患者烦躁不安、面色苍白、皮肤湿冷、脉细而快、大汗淋漓、尿量减少、神志迟钝，甚至昏厥者则为休克的表现。

6.心力衰竭

主要是急性左心衰竭，可在起病最初数日内发生或在疼痛、休克好转阶段出现。发生率约为20%～48%，为梗死后心脏收缩力显著减弱和顺应性降低所致。患者出现呼吸困难、咳嗽、发绀、烦躁等，严重者可发生肺水肿或进而发生右心衰竭的表现，出现颈静脉怒张、肝肿痛和水肿等。右心室心肌梗死者，一开始即可出现右心衰竭的表现。

【用药原则】

1.治疗目的　对心电图ST段抬高的急性心肌梗死，强调及早发现，及早住院，并加强住院前的就地处理。治疗原则是尽快恢复心肌的血液灌注（到达医院后30min内开始溶栓或90min内开始介入治疗）以挽救濒死的心肌、防止梗死扩大或缩小心肌缺血范围，保护和维持心脏功能，及时处理严重心律失常、泵衰竭和各种并发症，防止猝死。

2.溶栓疗法　无条件施行介入治疗或因患者就诊延误、转送患者到可施行介入治疗的单位将会错过再灌注时机，如无禁忌证应立即（接诊患者后30min内）行溶栓治疗。

3.消除心律失常　心律失常必须及时消除，以免演变为严重心律失常甚至猝死。

4.控制休克　根据休克纯属心源性，有周围血管舒缩障碍或血容量不足等因素存在，应分别处理。

5.治疗心力衰竭　主要是治疗急性左心衰竭，以应用吗啡（或哌替啶）和利尿药为主，亦可选用血管扩张药减轻左心室的负荷，或用多巴酚丁胺静脉滴注或用短效血管紧张素转换酶抑制药从小剂量开始等治疗。

6.其他药物治疗 包括应用钙通道阻滞药、血管紧张素转换酶抑制药和血管紧张素受体阻滞药，以及极化液疗法和抗凝疗法，可能有助于挽救濒死心肌，防止梗死扩大，缩小缺血范围，加快愈合的作用，但尚未完全成熟或疗效尚有争论，可根据患者具体情况考虑选用。

【药物选择】

1.一般治疗 无禁忌证者即服水溶性阿司匹林或嚼服肠溶阿司匹林150～300mg，然后每日1次，3日后改为75～150mg，每日1次，长期服用，饭后服用。

2.溶栓药物 尿激酶，30min内静脉滴注150万～200万U；链激酶或重组链激酶，以150万U静脉滴注，在60min内滴完；重组组织型纤维蛋白溶酶原激活剂（rt-PA）100mg在90min内静脉给予：先静脉注入15mg，继而30min内静脉滴注50mg，后60min内再滴注35mg。

3.β受体阻滞药和钙通道阻滞剂 在起病的早期，如无禁忌症应尽早使用美托洛尔（每次50mg，每日2或3次）、阿替洛尔（每次50～100mg，每日2次）或普萘洛尔（每日30～240mg，日服2或3次）等β受体阻滞药，尤其是前壁心肌梗死伴有交感神经功能亢进者；钙通道阻滞药中的地尔硫䓬（30～60mg，3次/d）可能有类似效果。

4.血管紧张素转换酶抑制药和血管紧张素受体阻滞药在起病早期应用，从低剂量开始，如卡托普利（起始6～25mg，然后12.5～25mg，2次/d）、依那普利（2.5mg，2次/d）、雷米普利（5～10mg，1次/d）、福辛普利（10mg，1次/d）等。如不能耐受血管紧张素转换酶抑制剂者可选用血管紧张素Ⅱ受体阻滞药氯沙坦（25～100mg，1次/d）和缬沙坦（80～160mg，1次/d）等。

5.抗凝疗法 目前多用在溶解血栓疗法之后，单独应用者少；在梗死范围较广、复发性梗死或有梗死先兆者可考虑应用；先用肝素或低分子量肝素，维持凝血时间在正常的2倍左右，继而口服氯吡格雷（75mg/d）或阿司匹林（0.05～0.3g，1次/d，饭后服用）。

【用药提示】

1.阿司匹林（巴米尔、拜阿司匹林）

（1）不良反应：消化不良、胃灼热感、恶心；少见过敏反应；罕见胃溃疡和胃出血。

（2）药物相互作用：本药增强以下药物的作用，抗凝血药、可地松或其类似物、磺酰脲类、甲氨蝶呤、地高辛、巴比妥类、锂、某些镇痛药、抗炎药、抗风湿药、磺胺和磺胺复合物、碘塞罗宁。本药降低以下药物的作用，醛固酮拮抗药如螺内酯和坎利酸，髓袢利尿药如呋塞米，降压药，促尿酸排泄的抗痛风药（如丙磺舒、磺吡酮）。

（3）禁用、慎用：对阿司匹林和含水杨酸的物质过敏、胃十二指肠溃疡、出血体质者禁用；对其他镇痛药、抗炎药或抗风湿药过敏，或存在其他过敏反应，同时使用抗凝药物（如香豆素衍生物、肝素，低剂量肝素治疗例外），哮喘，慢性或复发性胃十二指肠病变，肾损害，严重肝功能障碍患者，以及儿童和青少年、孕妇慎用；怀孕的最后3个月不宜使用。

（4）其他：哺乳期妇女服用超过150mg／d，应中止哺乳。服药时不要饮酒。

2.氯吡格雷（波立维、泰嘉、克立得）

（1）不良反应：紫癜、鼻出血等现象，中性粒细胞减少，胃肠道反应（如腹痛、消化不良、胃炎、腹泻或便秘），胃及十二指肠溃疡，皮疹和其他皮肤病。

（2）药物相互作用：慎与肝素、非甾体解热镇痛药、华法林、苯妥英、他莫昔芬、甲苯磺丁脲、托拉塞米、氟伐他汀合用。

（3）禁用、慎用：活动性病理性出血，如消化性溃疡或颅内出血患者禁用。由于创伤、手术或其他原因而引起出血增多、患有易出血病（如溃疡）、严重肝病患者，以及孕妇、哺乳期妇女慎用。儿童不宜使用。

（4）其他：用药期间应监测异常出血情况，白细胞和血小板计数。择期手术且无需抗血小板治疗者，术前1周停用本药。

3.美托洛尔（倍他乐克）

（1）不良反应：轻微上腹部不适，倦怠或睡眠异常；偶有非特异性皮肤反应和肢端发冷。静脉使用能引起血压下降。

（2）药物相互作用：①避免与下列药物合用。巴比妥类药物、普罗帕酮、维拉帕米。②与下列药物合用时可能需要调整剂量。胺碘酮、Ⅰ类抗心律失常药物、可乐定、地尔硫䓬、肾上腺素、苯丙醇胺、奎尼丁、利福平。

（3）禁用、慎用：二、三度房室传导阻滞，心源性休克和明显心动过缓者禁用。IDDM及严重肝功能不全者慎用。妊娠最后3个月以及分娩前后慎用。

（4）其他：中断治疗一般在7～10d内逐步撤除，尤其是缺血性心脏患者骤然停药可使病情恶化。对要进行全身麻醉的患者，最好停止服用。对于有支气管哮喘的患者，应同时给 $\beta_2$受体激动药。

4.阿替洛尔（天诺敏、血压灵）

（1）不良反应：轻度不良反应有焦虑、便秘、性功能下降、腹泻、失眠、皮肤发干、头痛、恶心、神经质、胃部不适、乏力、虚弱、嗜睡、口干等；重度不良反应有呼吸困难或哮喘、手足发凉、意识模糊、头晕、发热、脱发、幻觉、噩梦、警觉性下降、皮疹、小腿肿胀、异常出血或皮肤青紫。

（2）药物相互作用：吲哚美辛、阿司匹林或其他水杨酸类药物、乙醇、巴比妥盐和利福平，可降低本品的降压作用；西咪替丁及口服避孕药能增加本品的不良反应；本品可与降糖药相互作用，使血糖升高或降低或掩盖低血糖症状；氯丙嗪、呋塞米或肼屈嗪能增强本品的活性，从而产生不良反应；本品与钙通道阻滞药或丙吡胺合用可导致心衰或血压过低；本品可降低茶碱、氨茶碱、沙丁胺醇、奥西那林和特布他林的作用；本品与洋地黄类药物合用，因均可降低心肌传导速率，要慎用；本品与可乐定、地高辛、肾上腺素、去氧肾上腺素、苯丙醇胺、酚噻嗪类安定药、哌唑嗪、单胺氧化酶抑制药合用，不良反应增加。

（3）禁用、慎用：严重窦性心动过速、房室传导阻滞、心衰患者，孕妇及哺乳期妇女禁用。支气管哮喘、肺功能不全、慢性阻塞性肺病、糖尿病、高血压、肝肾功能不全、甲状腺功能亢进者慎用。

（4）其他：本品临床效应与血药浓度可不完全平行，剂量调节以临床效应为准；本品能掩盖糖尿病患者的低血糖征兆，如脉搏加快，但不出现眩晕或发汗；不可突然停药，应在医生指导下逐渐减量停药。

5.普萘洛尔（百尔洛、星泰、萘心安、恩得来）

（1）不良反应：眩晕、精神抑郁、反应迟钝等中枢神经系统不良反应，头昏，心率过慢；少见支气管痉挛及呼吸困难、充血性心衰；罕见发热和咽痛、皮疹、出血倾向、雷诺征样四肢冰冷、腹泻、恶心、口眼或皮肤干燥、指（趾）麻木、疲乏。

（2）药物相互作用：本药与钙拮抗药合用要警惕对心肌和传导系统的抑制；与肾上腺素、去氧肾上腺素或拟交感胺类合用可引起高血压、心率过慢、房室传导阻滞；与异丙肾上腺素或黄嘌呤合用可减弱它们的疗效；与氟哌利多醇合用可导致低血压及心脏停搏；与氢氧化铝凝胶、乙醇合用可降低或减缓吸收；与苯妥英、苯巴比妥和利福平合用可加速清除；与氯丙嗪合用可增加两者的血药浓度；与安替比林、茶碱类和利多卡因合用可降低清除率；与甲状腺素合用导致T3降低；与西咪替丁合用可增加本药的血药浓度；与降糖药同用时需调整其剂量。

（3）禁用、慎用：支气管哮喘、心源性休克、二或三度房室传导阻滞、重度或急性心衰、窦性心动过缓患者禁用。有过敏史、充血性心衰、糖尿病、肺气肿或支气管哮喘、肝肾功能不全、甲减、周围血管疾病患者，孕妇、哺乳期妇女慎用。

（4）其他：个体化用量，从小剂量开始，逐渐增量。冠心病、甲亢患者用本品不可骤停，长期用药者应在3～14 d内逐渐减量后撤药。长期应用者如出现心衰，可用洋地黄苷类和（或）利尿药纠正，并逐渐减量撤药。

6.地尔硫䓬（恬尔新、艾克朗、合贝爽、合心爽）

（1）不良反应：水肿、头痛、恶心、眩晕、皮疹、无力；极少见房室传导阻滞、心动过缓。

（2）药物相互作用：本药可增加西咪替丁及地高辛血药浓度；与麻醉药产生协同作用。

（3）禁用、慎用：病窦综合征、二或三度房室传导阻滞未安装起搏器者，收缩压低于90 mmHg、心率低于50次/min者，充血性心衰患者禁用。延长房室结不应期，心室功能受损患者，肝肾功能受损者慎用。

（4）其他：偶可致症状性低血压。

7.卡托普利

（1）不良反应：偶见蛋白尿、肾病综合征，中性粒细胞减少或粒细胞缺乏症，全身或口腔感染，自身免疫结缔组织病，面部潮红或苍白，血管神经性水肿等过敏反应，味觉异常，胃肠道反应、便秘，口腔溃疡、口干，失眠、发音困难、感觉异常；可能发生血压暂时性降低并伴有头昏；罕见心动过速、心绞痛、心肌梗死、雷诺现象、充血性心衰，转氨酶升高，阻塞性黄疸及继发性胆汁淤稀。

（2）药物相互作用：本药可能增高血钾，慎与螺内酯、氨苯蝶啶、阿米洛利等保钾利尿药应合用；与其他降压药合用，尤其是影响交感神经活性的药物，可使降压作用增强；与内源性前列腺素合成抑制药如吲哚美辛同用，将使降压作用减弱；与钾制剂合用，可能使血清钾水平升高而出现毒性。

（3）禁用、慎用：对本品过敏者禁用。肾功能严重减退及自身免疫缺陷者，使用过影响白细胞及免疫功能药物者，孕妇、哺乳期妇女及儿童慎用。

8.依那普利（悦宁定、依拉普利、依苏、因弗尔）

（1）不良反应：头昏、头痛、嗜睡、疲劳、上腹不适、恶心、心悸、胸闷、咳嗽、蛋白尿、皮疹。必要时减量，如出现白细胞减少须停药。

（2）药物相互作用：本药可与其他降压药特别是利尿药合用，降压作用明显增强，但不宜与输钾利尿药合用。

（3）禁用、慎用：双侧肾动脉狭窄患者忌用。儿童、孕妇、哺乳期妇女、肾功能严重受损者慎用。

（4）其他：个别患者，尤其是在应用利尿药或血容量减少者，可能会引起血压过度下降，故首次剂量宜从2.5 mg开始。用药期间应定期做白细胞计数和肾功能测定。

9.雷米普利（瑞泰、瑞素坦）

（1）不良反应：可能出现头晕，疲乏，虚弱，肝、肾功能损害，皮疹，结膜炎，脱发，雷诺现象突发或加重；偶见血管神经性水肿、刺激性干咳、消化道不良反应、口渴、口腔炎、便秘、血象变化。

（2）药物相互作用：本药与抗糖尿病药物合用时，应注意血糖过低的可能；与钾盐、保钾利尿药或肝素合用时，血清钾可上升，勿与钾盐同时服用。ACEI可能会导致血清钾浓度增高。与其他消炎镇痛药合用时，本药的降压效果减弱，并可导致急性肾衰。本药可能会强化乙醇的效应。

（3）禁用、慎用：有血管神经性水肿病史，双侧肾动脉狭窄或单肾且伴肾动脉狭窄，血流减低性左心室流入、流出障碍，低血压或循环状况不稳定的患者，妊娠及哺乳妇女禁用。严重、恶性高血压，伴有严重心衰、已有或可能发展为液体或盐缺乏、已使用利尿药的患者慎用。

10.福辛普利（蒙诺）

（1）不良反应：头晕、咳嗽、上呼吸道症状、恶心、呕吐、腹泻和腹痛、心悸、胸痛、皮疹、瘙痒、骨骼肌疼痛、感觉异常、疲劳和味觉障碍；低血压，包括直立性低血压；偶有胰腺炎，暂时性血红蛋白和红细胞减少，偶见血尿。

（2）药物相互作用：本药能减少由噻嗪类利尿药诱发的血钾减少；与保钾利尿药或补钾剂合用可增加高钾血症的危险；与抗酸药合用时，须至少相隔2h服用；与非甾体类抗炎药合用可能影响本药的抗高血压作用；与钾同时使用可能增加血清钾的浓度；与其他抗高血压药，例如β受体阻滞药、甲基多巴、钙离子拮抗药和利尿药合用，可以增加抗高血压药效。ACEl可能增强麻醉药和镇痛药的降血压作用。

（3）禁用、慎用：对本药或ACEI过敏者，妊娠和哺乳期妇女禁用。

（4）其他：注意监测肝肾功能。严重心功能不全、接受多种或高剂量利尿药、血容量减少、血钠过低、已有低血压、患不稳定性心功能不全和接受高剂量血管扩张药治疗的患者应在医院内开始治疗。

11.氯沙坦（科素亚、芦沙坦，洛沙坦）

（1）不良反应：轻微而短暂，在对原发性高血压的I临床对照研究中，发生率≥1%，与药物有关、发生率比安慰剂高的唯一不良反应是头晕。不足1%的患者发生剂量相关性直立性低血压。1.5%的患者出现高血钾，罕见ALT升高。

（2）药物相互作用：本药与保钾利尿药（如螺内酯、氨苯蝶啶、阿米洛利）、补钾药或含钾的盐代用品合用时，可导致血钾升高。非甾体抗炎药吲哚美辛可降低氯沙坦的抗高血压作用。

（3）禁用、慎用：对本品任何成分过敏者禁用，如果在怀孕的中、后期应用本品，胎儿的危险性将增加。发现怀孕时应尽早停用本品。

（4）其他：血容量不足的患者应先补充血容量，减少起始剂量。有肝功能损害病史的患者应使用较低剂量。

12.缬沙坦（代文、丽珠维可、缬克）

（1）不良反应：总体不良反应发生率与安慰剂组相似。

（2）药物相互作用：本药与保钾利尿药（如螺内酯、氨苯蝶啶、阿米洛利）、钾制剂或含钾的盐代用品合用时，可使血钾升高。

（3）禁用、慎用：孕妇及哺乳期妇女禁用。低钠和（或）血容量不足，肾动脉狭窄，肌酐清除率＜10mL／min，胆汁性肝硬化或胆道梗阻者慎用。

（4）其他：可能影响驾驶和操作机器的能力。

13.重组组织型纤溶酶原激活剂（爱通立、栓体舒、阿替普酶）

（1）不良反应：注射部位出血。

（2）药物相互作用：本药与其他血小板聚集抑制药及影响凝血的抗凝药物合用可增加出血的危险；与其他溶栓药物合用，可酌情减量。

（3）禁用、慎用：已知出血体质，近期有严重创伤，大手术及严重内出血，未控制的高血压，急性胰腺炎，近期有大血管穿刺，严重肝功能不良如凝血功能显著下降者慎用。

（4）其他：急性缺血性脑卒中的溶栓治疗时，必须在症状发生的3h内进行治疗，且需经影像检查排除颅内出血的可能。

14.尿激酶（洛欣）

（1）不良反应：出血倾向；用于冠状动脉再通溶栓时，常伴随血管再通后出现心律失常；罕见过敏反应。

（2）药物相互作用：本药不宜与影响血小板功能的药物合用，肝素和口服抗凝血药不宜与大剂量本品合用。

（3）禁用、慎用：急性内脏、颅内出血，陈旧性脑梗死，近2个月内进行过颅内或脊髓内手术，颅内肿瘤，动静脉畸形或动脉瘤，出血素质，严重难控制的高血压患者禁用。相对禁忌症，如延长的心肺复苏术、严重高血压、近4周内的外伤、3周内手术或组织穿刺、妊娠、分娩后10d、活动性溃疡病。近10d内分娩、进行过组织活检、静脉穿刺、大手术的患者及严重胃肠道出血、极有可能出现左心血栓、亚急性细菌性心内膜炎、继发于肝肾疾病而有出血倾向或凝血障碍、脑血管病、糖尿病性出血性视网膜病患者，哺乳期妇女，70岁以上患者慎用。

（4）其他：应用本品前，凝血酶时间和活化部分凝血活酶时间应小于2倍延长的范围内。

15.链激酶（去链吉、思凯通、法链吉）

（1）不良反应：发热、寒战、头痛、过敏反应、注射部位出血或内出血。

（2）药物相互作用：同时或用本药前使用抗凝药或右旋糖酐70可增加出血的危险。

（3）禁用、慎用：近期患链球菌感染、亚急性心内膜炎、抗链球菌酶值＞100万U者，近日做过手术、严重高血压、出血性疾病患者禁用。妊娠6周内、产前2周内、产后3d内，慢性胃溃疡、新近空洞型肺结核、严重肝病患者慎用。

（4）其他：用药期间尽量避免肌注及动脉穿刺。为避免过敏反应，可提前给予氢化可的松或地塞米松等预防。用过抗凝血药如肝素的患者，在用本品前，可用鱼精蛋白硫酸盐中和；如系双香豆素类抗凝血药，则须确定凝血状况正常后，方可使用本品。

【护理】

1.休息

（1）急性心肌梗死患者应完全卧床休息3～7d，一切日常生活由护理人员帮助解决，避免不必要的翻动，并限制访视，防止情绪波动。

（2）从第2周开始，非低血压者可鼓励患者床上做四肢活动，防止下肢血栓形成。

（3）两周后可扶患者坐起、病情稳定患者可逐步离床，在室内缓步走动，对有并发症者应适当延长卧床休息时间。

2.持续心电监护

（1）有条件的患者应置于单人抢救室或心血管监护室给予床边心电、呼吸、血压的监测，尤其在24 h内必须连续监测。

（2）备好必要的抢救设备和用品，如氧气装置吸引装置、人工呼吸机、急救车，各种抢救机械包以及除颤器、起搏器等。

3.饮食基本按心绞痛患者饮食常规，但第1周应给半量清淡流质或半流质饮食，伴心功能不全者应适当限制钠盐。

4.保持大便通畅。

5.患者常有恐惧、忧郁、沮丧的心理反应，应加强床边巡视，给予心理支持。

# 第五章　缺血性心肌病

缺血性心肌病型冠心病的病理基础是心肌纤维化（或称硬化），为心肌的血供长期不足，心肌组织发生营养障碍和萎缩，或大面积心肌梗死后，以致纤维组织增生所致。其临床特点是心脏逐渐扩大，发生心律失常和心力衰竭。

【临床表现】

1.心脏增大　患者大多有心绞痛或心肌梗死的病史，以左心室为主，可先肥厚，以后扩大，后两侧均扩大。

2.心律失常　可出现各种心律失常，一旦出现将持续存在。

3.心力衰竭　心力衰竭呈渐进性，大多先左心衰竭，然后右心衰竭。

诊断主要依靠动脉粥样硬化的证据，排除可引起心脏增大、心力衰竭和心律失常的其他器质性心脏病。

【实验室及其他检查】

1.心电图　除心律失常外，还有心肌缺血表现，Q-T间期延长，QRS波电压低。

2.放射核素检查　心肌缺血和室壁运动异常。

3.冠脉造影　可确立诊断。

【鉴别诊断】

要考虑与心肌病、心肌炎、高血压心脏病等心脏病相鉴别。

【用药原则】

1.治疗目的是改善冠状动脉供血和心肌的营养，控制心力衰竭和心律失常。

2.应用洋地黄时宜选作用和排泄快速的制剂，如毒毛花苷K、毛花苷C、地高辛等。

【药物选择】

控制心衰可选用洋地黄类药物：如静脉注射毒毛花苷K（首剂0.125～0.25 mg，稀释后缓慢静注，1～2h后按需要可重复用药1次，总量0.25～0.5mg/d）、毛花苷C（首次剂量0.4～0.6mg；2～4h可再给予0.2～0.4mg，直至全效量1～1.2mg）或口服地高辛（0.125～0.5mg，每日1次）等。

【用药提示】

1.地高辛（狄戈辛）

（1）不良反应：诱发心律失常、食欲缺乏、恶心、呕吐、腹痛、色视、过敏反应。

（2）药物相互作用：禁与钙注射剂合用。

（3）禁用、慎用：室性心动过速，室颤，预激综合征伴房颤、房颤者禁用。低钾血症、不完全性房室传导阻滞、高血钙、甲状腺功能减退、缺血性心肌病、心肌梗死、心肌炎、肾功能不全者慎用。

2.毒毛花苷K（毒毛苷K）

（1）不良反应：新出现的心律失常、胃肠道反应；少见视力模糊或"黄视"（中毒症状），中枢神经系统反应。

（2）药物相互作用：用药期间忌用钙注射剂。不宜与碱性溶液配伍。用药期间和停药7d内忌用肾上腺素、麻黄碱及其类似物。慎与利血平合用。

（3）禁用、慎用：室性心动过速、房室传导阻滞、急性风湿热、主动脉瘤患者忌用。近1～2周内用过强心苷制剂者不宜使用。心肌炎、肺心病、低钾血症患者慎用。

3.毛花苷C

（1）不良反应：胃肠道反应、头痛、心动过缓。

（2）药物相互作用：禁止与钙注射剂合用。

（3）禁用、慎用：严重心肌损害、肾功能不全患者慎用。

# 第六章　心力衰竭

【疾病简述】

心力衰竭是各种心脏疾病导致心功能不全的一种综合征，绝大多数情况下是指心肌收缩力下降使心排血量不能满足机体代谢的需要，器官、组织血液灌注不足，同时出现肺循环和（或）体循环淤血的表现。心功能不全或心功能障碍理论上是一个更广泛的概念，伴有临床症状的心功能不全称之为心力衰竭。心力衰竭时通常伴有肺循环和（或）体循环的被动性充血故又称之为充血性心力衰竭。

收缩功能障碍，心排血量下降并有充血的表现即为收缩性心力衰竭，也是临床上常见的心衰。在少数情况下心肌收缩力尚可使心排血量维持正常，但由于异常增高的左心室充盈压，使肺静脉回流受阻，而导致肺循环淤血，常见于冠心病和高血压心脏病心功能不全的早期或原发性肥厚型心肌病，称为舒张期心力衰竭。

心功能不全的病因大致上可分为由原发性心肌损害及由于心脏长期容量及（或）压力负荷过重，导致心肌功能由代偿最终发展为失代偿两大类。常见的诱发心力衰竭的原因有：感染、心律失常、血容量增加、过度体力劳累或情绪激动、治疗不当、原有心脏病变加重或并发其他疾病等。

【临床表现】

1.左心衰竭，如程度不同的呼吸困难、咳嗽、咳痰、咯血、乏力、疲倦、头晕、心慌、少尿及肾功能损害症状等。

2.右心衰竭，如腹胀、食欲缺乏、恶心、呕吐等消化道症状，劳力性呼吸困难等。

【用药原则】

1.利尿药的应用　利尿药通过排钠排水减轻心脏的容量负荷，对缓解淤血症状，减轻水肿有十分显著的效果。对慢性心衰患者原则上利尿药应长期维持，水肿消失后，应以最小剂量无限期使用。

2.血管紧张素转换酶抑制药的应用　ACE抑制药除了发挥扩血管作用改善心衰时的血流动力学、减轻淤血症状外，更重要的是降低心衰患者代偿性神经–体液的不利影响，限制心肌、小血管的重塑，以达到维护心肌的功能。

3.洋地黄类药物的应用　适用于心腔扩大舒张期容积明显增加的慢性充血性心力衰竭，此类患者如同时伴有心房颤动则更是应用洋地黄的最好指征。对于代谢异常而发生的高排血量心衰如贫血性心脏病、甲状腺功能亢进、维生素$B_1$缺乏性心脏病以及心肌炎、心肌病等病因所致心衰，洋地黄治疗效果欠佳。肺源性心脏病导致右心衰，常伴低氧血症，洋地黄效果不好且易于中毒。肥厚型心肌病主要是舒张不良，增加心肌收缩性可能使原有的血流动力学障碍更为加重，洋地黄属于禁用。

4.β受体阻滞药的应用　由于β受体阻滞药具有负性肌力作用，临床应用仍应十分慎重，应待心衰情况稳定后，从小剂量开始，逐渐增加剂量，适量长期维持。

【药物选择】

1.利尿药

（1）噻嗪类利尿药：为中效利尿药，轻度心力衰竭可首选此药，氢氯噻嗪25mg每周2次或隔日1次。对较重的患者用量可增至每日75～100mg分2或3次服用，同时补充钾盐。

（2）袢利尿药：为强效利尿药。呋塞米口服用20mg，对重度慢性心力衰竭者用量可增至100mg，每日2次。效果仍不佳者可用静脉注射，每次用量100mg，每日2次。

（3）保钾利尿药：常用的有：螺内酯（螺内酯），一般用20mg，每日3次；氨苯蝶啶，一般50～100mg，每日2次；阿米洛利，可单独用于轻型心衰的患者，5～10mg，每日2次。

2.血管紧张素转换酶抑制药　常用的有：卡托普利，12.5～25mg，每日2次；贝那普利，对有早期肾功能损害者较适用，用量为5～10mg，每日1次；培哚普利2～4mg，每日1次。其他尚有咪达普利、赖诺普利等长效制剂均可选用。因ACE抑制药引起的干咳不能耐受者可改用血管紧张素Ⅱ受体阻滞药，如氯沙坦、缬沙坦等。

3.洋地黄类药物　常用的洋地黄制剂有：地高辛，适用于中度心力衰竭维持治疗，0.25mg每日1次；静脉注射毛花苷C（西地兰，每次0.2～0.4mg稀释后静注，24h总量0.8～1.2mg）、毒毛花苷K（每次0.25mg，24h总量0.5～0.75mg），适用于急性心力衰竭或慢性心衰加重时，特别适用于心衰伴快速心房颤动者。

4.β受体阻滞药　常用的有美托洛尔12.5mg，1次/d；比索洛尔1.25mg，1次/d；卡维地洛3.125mg，2次/d。

【用药提示】

1.氢氯噻嗪(爱达芬)

(1)不良反应：水、电解质紊乱所致的不良反应较为常见，如低钾血症、低氯性碱中毒或低氯、低钾性碱中毒、低钠血症；水、电解质紊乱的临床常见反应有口干、烦渴、肌肉痉挛、恶心、呕吐和极度疲乏无力等；高糖血症、高尿酸血症，少数可诱发痛风发作；过敏反应，如皮疹、荨麻疹等，但较为少见；血白细胞减少或缺乏症、血小板减少性紫癜等亦少见。

(2)药物相互作用：肾上腺皮质激素、促肾上腺皮质激素、雌激素、两性霉素B(静脉用药)，能降低本药的利尿作用，增加发生电解质紊乱的机会，尤其是低钾血症；非甾体消炎药(尤其是吲哚美辛)能降低本药的利尿作用。本药与拟交感胺类药物合用，利尿作用减弱。考来烯胺(考来烯胺)能减少胃肠道对本药的吸收；本药与多巴胺合用，利尿作用加强；与降压药合用时，利尿降压作用均加强；与抗痛风药合用时，后者应调整剂量；使抗凝药作用减弱；降低降糖药的作用；本药与洋地黄类药物、胺碘酮等合用时，应慎防因低钾血症引起的不良反应；与锂制剂合用，增加锂的肾毒性；与乌洛托品合用疗效下降；增强非去极化肌松药的作用；与碳酸氢钠合用，发生低氯性碱中毒机会增加。

(3)禁用、慎用：磺胺类药物、呋塞米、布美他尼、碳酸酐酶抑制药过敏者禁用。无尿或严重肾功能减退、糖尿病、高尿酸血症或有痛风病史、严重肝功能损害、高钙血症、低钠血症、红斑狼疮、胰腺炎、交感神经切除者慎用。孕妇使用应慎重。哺乳期妇女不宜服用。

(4)其他：应从最小有效剂量开始用药，以减少不良反应的发生，减少反射性肾素和醛固酮分泌；有低钾血症倾向的患者，应酌情补钾或与保钾利尿药合用。

2.呋塞米(利尿磺酸)

(1)不良反应：水、电解质紊乱，尤其是大剂量或长期应用时，以及与此有关的口渴、乏力、肌肉酸痛、心律失常；少见过敏反应、视觉模糊、黄视症、头晕、头痛、胃肠道反应、胰腺炎、肌肉强直、骨髓抑制、肝功能损害、指(趾)感觉异常、高糖血症、高尿酸血症。

（2）药物相互作用：本药与降压药、治疗痛风药合用时，这些药物的剂量应酌情调整。肾上腺素、盐皮质激素、促可的松及雌激素能降低本药的利尿作用，并增加电解质紊乱的发生机会。非甾体清炎药能降低本药的利尿作用，增加肾损害。本药与拟交感神经药及抗惊厥药合用，利尿作用减弱；与氯贝丁酯合用，两药作用均增强，并可出现肌肉酸痛、强直；与多巴胺合用，利尿作用加强。饮酒和可引起血压下降的药物能增强本药的利尿和降压作用。本药与巴比妥类、麻醉药合用，易引起直立性低血压；可降低降血糖药、抗凝药和抗纤溶药物的疗效；加强非除极肌松药的作用；与两性霉素、头孢菌素、氨基糖苷类等抗生素，抗组胺药，锂合用，肾毒性和（或）耳毒性增加。

（3）禁用、慎用：严重肾功能损害、糖尿病、高尿酸血症或有，痛风病史、严重肝功能损害、急性心肌梗死、胰腺炎或有此病史、有低钾血症倾向、红斑狼疮、前列腺肥大患者慎用。孕妇尤其是妊娠前3个月应避免应用。哺乳期妇女慎用。

（4）其他：对磺胺药和噻嗪类利尿药过敏者，对本药可能亦过敏。少尿或无尿患者应用最大剂量后24h仍无效时应停药。

3.螺内酯（使尔通）

（1）不良反应：高钾血症、胃肠道反应；少见低钠血症，长期服用可致性功能低下，男性乳房发育、阳痿、女性乳房胀痛、声音变粗、毛发增多、月经失调、行走不协调、头痛；罕见过敏反应，肌酐、尿素氮升高，轻度高氯性酸中毒。

（2）药物相互作用：与其他利尿药合用时，本药可先于其他利尿药2～3d服用。在已应用其他利尿药再加用本药时，其他利尿药剂量在最初2～3d可减量50%，以后酌情调整剂量。在停药时，本药应先于其他利尿药2～3d停药。皮质激素或促皮质素能减弱本药的利尿作用，拮抗潴钾作用。雌激素、甘珀酸钠、非甾体清炎药能降低本药的利尿作用。拟交感神经药物 可降低本药的降压作用。多巴胺加强本药的利尿作用。本药与引起血压下降的药物合用，利尿和降压效果均加强；与下列药物合用时发生高钾血症的机会增加，含钾药物、库存血、ACEI、血管紧张素Ⅱ受体拮抗药和环孢素。本药使地高辛半衰期延长；与氯化铵合用易发生代酸；与肾毒性药物合用，肾毒性增加。

（3）禁用、慎用：高钾血症患者禁用。无尿，肝、肾功能不全，低钠血症，酸中毒，乳房增大或月经失调者慎用。孕妇慎用，且用药时间应尽量短。

4.氨苯蝶啶

（1）不良反应：胃肠道反应，头晕、头痛、口干，罕见过敏反应，血象异常，肾结石。

（2）药物相互作用：皮质激素和促可的松能减弱本药的利尿作用，拮抗潴钾作用。雌激素、甘珀酸钠、非甾体消炎药能降低本药的利尿作用。拟交感神经药物降低本药的降压作用。多巴胺可加强本药的利尿作用。本药与引起血压下降的药物合用，利尿和降压效果均加强；与含钾药物、库存血、ACEI，血管紧张素Ⅱ受体拮抗药和环孢素合用时，发生高钾血症的机会增加；可使地高辛半衰期延长；与氯化铵合用易发生代酸；与肾毒性药物合用，肾毒性增加；与噻嗪类和袢利尿药合用时可使血尿酸升高，故应与治疗痛风的药物合用；与降糖药合用时，其剂量应适当加大。

（3）禁用、慎用：高钾血症、尿闭、严重或进行性肾病、肾病综合征以外的肾功能不全、严重肝功能不全患者，以及孕妇及哺乳期妇女禁用。糖尿病、肝功能不全、低钠血症；酸中毒；高尿酸血症或有痛风病史、肾结石或有此病史者慎用。

（4）其他：本药可导致血糖、肌酐和尿素氮、肾素、血钾、血镁、尿酸升高，血钠下降。

5.阿米洛利（必达通、氨氯吡脒、脒氯嗪）

（1）不良反应：高钾血症较常见；本药偶可引起低钠血症、高钙血症、轻度代谢性酸中毒；胃肠道反应可有口干、恶心、呕吐、腹胀等；还可见到头痛、头晕、胸闷、性功能低下等不良反应；过敏反应主要表现为皮疹甚至呼吸困难。

（2）药物相互作用：肾上腺皮质激素尤其是具有较强盐皮质激素作用者，促肾上腺皮质激素能减弱本药的利尿作用，而拮抗本药的潴钾作用；雌激素能引起水钠潴留，从而减弱本药的利尿作用；非甾体消炎药（尤其是吲哚美辛）能降低本药的利尿作用，且合用时肾毒性增加；拟交感神经药物降低本药的降压作用；多巴胺加强本药的利尿作用。本药与引起血压下降的药物合用，利尿和降压效果均加强；不宜与其他保钾利尿药或钾盐合用；使地高辛半衰期延长；与氯化铵合用易发生代谢性酸中毒；与肾毒性药物合用，肾毒性增加。甘珀酸钠、甘草类制剂具有醛固酮样作用，可降低本药的利尿作用。

（3）禁用、慎用：严重肾功能减退、高钾血症时禁用。少尿、肾功能损害、糖尿病、酸中毒和低钠血症慎用。

（4）其他：服药期间如发生高钾血症，应立即停药，并做相应处理；长期应用本品应定期查血钾、钠、氯水平；给药应个体化，从最小有效剂量开始使用，以减少电解质紊乱等不良反应。

6.卡托普利

（1）不良反应：偶见蛋白尿、肾病综合征、中性粒细胞减少或粒细胞缺乏症、全身或口腔感染、自身免疫结缔组织病、面部潮红或苍白、血管神经性水肿等过敏反应、味觉异常、胃肠道反应、便秘、口腔溃疡、口干、失眠、发音困难、感觉异常；可能发生血压暂时性降低并伴有头昏；罕见心动过速、心绞痛、心肌梗死、雷诺现象、充血性心衰、转氨酶升高、阻塞性黄疸及继发性胆汁淤积。

（2）药物相互作用：本药可能增高血钾，慎与螺内酯、氨苯蝶啶、阿米洛利等保钾利尿药应合用；与其他降压药合用，尤其是影响交感神经活性的药物，可使降压作用增强；与内源性前列腺素合成抑制药如吲哚美辛同用，将使降压作用减弱；与锂剂合用，可能使血清锂水平升高而出现毒性。

（3）禁用、慎用：对本品过敏者禁用。肾功能严重减退及自身免疫缺陷者、使用过影响白细胞及免疫功能药物者、孕妇、哺乳期妇女及儿童慎用。

7.贝那普利（洛汀新）

（1）不良反应：头痛、头晕、咳嗽、疲劳、恶心。

（2）药物相互作用：避免与保钾利尿药及补钾溶液合用。增加血浆肾素活性或改变钠平衡的药物可增加本药的降压作用。

（3）禁用、慎用：有血管神经性水肿史者，妊娠妇女禁用。肾动脉硬化、肾动脉狭窄、麻醉、高血钾、进行高流量血液透析的患者、服用保钾利尿药患者及哺乳期妇女慎用。

8.培哚普利

（1）不良反应：咳嗽、疲倦、虚弱、头痛、情绪紊乱、睡眠紊乱、味觉受损、上腹不适、恶心、腹痛、皮疹。

（2）药物相互作用：与下列药物有配伍禁忌：①保钾利尿药（如螺内酯、氨苯蝶啶，治疗心力衰竭时除外）小剂量ACE抑制剂+保钾利尿药、钾盐。除低血钾的患者，不要将补钾制剂或保钾利尿药与ACE抑制药合用。②锂，ACE抑制药升高血锂浓度，甚至达到毒性水平（减少锂的肾排泄）。如果必须使用ACE抑制药，必须严密监测血锂水平并调整剂量。③雌二醇氮芥，血管神经性水肿的危险性增加。

（3）禁用、慎用：妊娠及哺乳期妇女，儿童禁用。肾衰竭、肾血管性高血压、手术和麻醉患者慎用。

（4）其他：以往应用利尿药治疗的高血压患者，在开始应用培哚普利至少前3d停用利尿药，如果不能停用利尿药，本药的开始剂量为2mg。

9.地高辛（狄戈辛）

（1）不良反应：诱发心律失常、食欲缺乏、恶心、呕吐、腹痛、色视、过敏反应。

（2）药物相互作用：禁与钙注射剂合用。

（3）禁用、慎用：室性心动过速，室颤，预激综合征伴房颤、房颤者禁用。低钾血症、不完全性房室传导阻滞、高血钙、甲低、缺血性心肌病、心肌梗死、心肌炎、肾功能不全者慎用。

10.毒毛花苷K（毒毛苷K）

（1）不良反应：新出现的心律失常、胃肠道反应；少见视力模糊或“黄视”（中毒症状），中枢神经系统反应。

（2）药物相互作用：用药期间忌用钙注射剂。不宜与碱性溶液配伍。用药期间和停药7d内忌用肾上腺素、麻黄碱及其类似物。慎与利血平合用。

（3）禁用、慎用：室性心动过速、房室传导阻滞、急性风湿热、主动脉瘤患者忌用。近1～2周用过强心苷制剂者不宜使用。心肌炎、肺心病、低钾血症患者慎用。

11.毛花苷C

（1）不良反应：胃肠道反应、头痛、心动过缓。

（2）药物相互作用：禁止与钙注射剂合用。

（3）禁用慎用：严重心肌损害、肾功能不全患者慎用。

12.美托洛尔（倍他乐克）

（1）不良反应：轻微上腹部不适，倦怠或睡眠异常；偶有非特异性皮肤反应和肢端发冷。静脉使用能引起血压下降。

（2）药物相互作用：①避免与下列药物合用：巴比妥类药物、普罗帕酮、维拉帕米。②与下列药物合用时可能需要调整剂量。胺碘酮、Ⅰ类抗心律失常药物、可乐定、地尔硫䓬、肾上腺素、苯丙醇胺、奎尼丁、利福平。

（3）禁用、慎用：二、三度房室传导阻滞，心源性休克和明显心动过缓者禁用。

IDDM及严重肝功能不全者慎用。妊娠最后3个月以及分娩前后慎用。

（4）其他：中断治疗一般在7～10d内逐步撤除，尤其是缺血性心脏病患者骤然停药可使病情恶化。对要进行全身麻醉的患者，最好停止服用。对于有支气管哮喘的患者，应同时给$\beta_2$激动药。

13.比索洛尔（康忻、博苏、圣诺得）

（1）不良反应：服药初期偶见轻微疲倦、头晕、头痛、出汗、睡眠异常、多梦及精神错乱，偶见直立性低血压、心动过缓、房室传导阻滞、心衰加重、胸痛，有哮喘或呼吸道阻塞病史的患者可引起支气管痉挛，偶尔出现胃肠功能紊乱、皮肤反应、性功能障碍、肝转氨酶升高。

（2）药物相互作用：不宜与以下药物合用。钙拮抗药，静脉给药的患者使用β受体阻滞药治疗可导致显著的低血压和房室传导阻滞，可乐定，单胺氧化酶抑制药（MAO-B抑制药除外）。

（3）禁用、慎用：急性心衰、心源性休克、二或三度房室传导阻滞（无心脏起搏器）、病窦综合征、窦房阻滞、心动过缓、血压过低、严重哮喘或严重慢阻肺、外周动脉阻塞性疾病晚期和雷诺综合征、未经治疗的嗜铬细胞瘤、代谢性酸中毒、已知对比索洛尔及其衍生物过敏的患者禁用。心衰、支气管痉挛、与吸入性麻醉药合用、血糖水平波动较大、严格禁食、有严重过敏史、正在进行脱敏治疗、一度房室传导阻滞、变异型心绞痛、外周动脉阻塞性疾病：患有牛皮癣或有牛皮癣家族史、嗜铬细胞瘤患者慎用。儿童、孕妇、哺乳期妇女不宜使用。

（4）其他：本药不宜突然停药。本品可能会减弱驾车或操纵机器的能力。

14.卡维地洛（达利全、络德、枢衡、金络）

（1）不良反应：偶见轻度头晕、头痛、乏力，罕见抑郁、睡眠紊乱、感觉异常，偶有心动过缓、直立性低血压、晕厥、外周循环障碍、水肿、心绞痛、房室传导阻滞和心衰加重，有哮喘或呼吸困难倾向的患者偶尔发病，偶见胃肠不适、皮肤过敏反应、血清转氨酶升高、血小板或白细胞减少，可使原有糖尿病的病情加重，偶见四肢疼痛、罕见口干、排尿障碍、性功能减退、视觉障碍、眼部刺激感、眼干、肾功能损害。

（2）药物相互作用：本药与其他降压药合用可产生低血压；慎与钙通道阻滞药或Ⅰ类抗心律失常药合用；与地高辛合用时，应加强对地高辛血药浓度的监测。在终止本药与可乐定联合用药时，应先停本药，几天后再将可乐定逐渐减量。本药可能会增强降糖药的作用；与利福平等酶诱导药合用时，本药的血药浓度可能降低；与西咪替丁等酶抑制药合用时，其血药浓度可能增高；在麻醉期间使用时，应密切观察负性肌力作用及低血压等不良反应；与强心苷合用可能延长房室传导时间。

（3）禁用、慎用：Ⅳ级失代偿性心衰、需使用静脉正性肌力药物、哮喘、伴有支气管痉挛的慢性阻塞性肺疾病、肝功能异常、二或三度房室传导阻滞、心率＜50次/min、心源性休克、病窦综合征（包括窦房阻滞）、收缩压＜85 mmHg者禁用。已用洋地黄、利尿药及ACEI，或伴有低血压、缺血性心脏病、弥散性血管病和（或）肾功能不全的充血性心衰，需使用支气管解痉药的慢性阻塞性肺疾病或有支气管痉挛倾向，甲亢、有严重过敏史和正在接受脱敏治疗、嗜铬细胞瘤、变异型心绞痛、有外周血管疾病、手术患者、不稳定或继发高血压患者应慎用。

（4）其他：本药可能影响驾驶和操作机器的能力。

【护理】

缺血性心肌病的护理要注意：

1.对患者的心理护理；由于缺血性心肌病患者可出现一系列心理障碍，如表现出焦虑状态，忧郁状态，消极被动，不能适应新的环境等。医护人员和家属一定要鼓励患者，建立起战胜疾病的信心，并指导患者采用自我控制疗法、松弛疗法，利用行为矫正治疗、音乐疗法等来调整患者的心理状态，提高和改善患者的生活质量。

2.对心衰患者的护理：对病情稳定的患者应提倡适当活动，但必须有亲属或护理人员陪伴；感冒、劳累、情绪激动等都易诱发心衰，故应注意避免劳累、情绪波动并预防感冒，感冒高发季节应注射流感疫苗；病情变化时，注意计算24小时尿量的变化；还应注意清淡饮食，营养均衡。此外，任何导致心肌灌注受限的因素都可能产生缺血性心肌病，如冠状动脉硬化性心脏病、血管炎、冠状动脉痉挛、微血管病变（如继发糖尿病时）、冠状动脉栓塞等。其中冠状动脉硬化性心脏病发展为明显的心力衰竭的约占11%～45%。对以上易患人群，心内科专家提醒，要积极、认真地防范，减少缺血性心肌病的发生率。

# 第七章　窦性心律失常

心电图符合窦性心律的特征，成人窦性心律的频率超过100次/min，为窦性心动过速。窦性心动过速可见于健康人吸烟、饮茶或咖啡、饮酒、体力活动及情绪激动时。某些病理状态，如发热、甲状腺功能亢进、贫血、休克、心肌缺血、充血性心力衰竭以及应用肾上腺素、阿托品等药物亦可引起窦性心动过速。

成人窦性心律的频率低于60次/min，称为窦性心动过缓。窦性心动过缓常同时伴有窦性心律不齐（即不同PP间期的差异＞0.12s）。窦性心动过缓常见于健康的青年人、运动员、睡眠状态。其他原因包括颅内疾患、严重缺氧、低温、甲状腺功能减退、阻塞性黄疸，以及应用拟胆碱药物、胺碘酮、β受体阻滞药、非二氢吡啶类的钙通道阻滞剂或洋地黄等药物。窦房结病变、急性下壁心肌梗死亦常发生窦性心动过缓。

病态窦房结综合征是由窦房结病变导致功能减退，产生多种心律失常的综合表现。患者可在不同时间出现一种以上的心律失常。众多病变过程，如淀粉样变性、甲状腺功能减退、某些感染（布鲁氏菌病、伤寒）、纤维化与脂肪浸润、硬化与退行性变等，均可损害窦房结，导致窦房结起搏与窦房传导功能障碍；窦房结周围神经和心房肌的病变，窦房结动脉供血减少亦是病窦综合征的病因。迷走神经张力增高，某些抗心律失常药物抑制窦房结功能，亦可导致窦房结功能障碍。患者可出现与心动过缓有关的心、脑等脏器供血不足的症状，如发作性头晕、黑蒙、乏力等，严重者可发生晕厥；如有心动过速发作，则可出现心悸、心绞痛等症状。

窦性停搏或窦性静止是指窦房结不能产生冲动。长时间的窦性停搏后，下位的潜在起搏点，如房室交界处或心室，可发出单个逸搏或逸搏性心律控制心室。过长时间的窦性停搏如无逸搏发生，可令患者出现黑蒙、短暂意识障碍或晕厥，严重者可发生Adams-stokes综合征以至死亡。迷走神经张力增高或颈动脉窦过敏均可发生窦性停搏。此外，急性心肌梗死、窦房结变性与纤维化、脑血管意外等病变、应用洋地黄类药物、乙酰胆碱等药物亦可引起窦性停搏。窦房传导阻滞指窦房结冲动传导至心房时发生延缓或阻滞。

【临床表现】

临床表现轻重不一，可呈间歇发作性。多以心率缓慢所致脑、心、肾等脏器供血不足尤其是脑供血不足症状为主。轻者乏力、头昏、眼花、失眠、记忆力差、反应迟钝或易激动等，易被误诊为神经症，老年人还易被误诊为脑血管意外或衰老综合征。严重者可引起短暂黑蒙、近乎晕厥、晕厥或阿-斯综合征发作。部分患者合并短阵室上性快速心律失常发作，又称慢-快综合征。快速心律失常发作时，心率可突然加速达100次以上，持续时间长短不一，心动过速突然中止后可有心脏暂停伴或不伴晕厥发作。严重心动过缓或心动过速除引起心悸外，还可加重原有心脏病症状，引起心力衰竭或心绞痛。心排出量过低严重影响肾脏等脏器灌注还可致尿少、消化不良。慢-快综合征还可能导致血管栓塞症状。

【诊断检查】

1.呼吸性窦性心律失常的诊断

（1）同一导联上，相邻的窦性P-P间期相差大于0.16s（0.12s）。

（2）P-P间期在吸气时缩短，窦性心率增快；呼气时延长，窦性心律减慢，P-P间期呈渐短渐长的周期性变化。

2.室相性窦性心律失常的诊断

（1）窦性P波形态相同：此类窦性心律失常，多发生在二度、三度房室传导阻滞以及伴有交界室性期前收缩与室性期前收缩患者，此时仔细测定可发现。

（2）比较包含与不包含QRS波群的P-P间期的变化特点：两者之差应大于0.2s。

实验室检查：可有引起窦性心律失常的原发病相关实验室检查特点。

其他辅助检查：主要依靠心电图诊断。不同类型的窦性心律失常心电图表现各有特点。

1.呼吸性窦性心律失常的心电图特点

（1）P波：窦性心律失常时，P波为窦性P波，形态恒定，但在Ⅱ、Ⅲ、aVF导联上，P波形态由于呼吸引起心脏位置的变化可略有改变。

（2）P-P间期：在同一导联上，最长的P-P间期与最短的P-P间期可相差大于0.16s（0.12s）。

（3）P-R间期：0.12～0.20s。

（4）心率：心率快慢随呼吸而变化，吸气时心率增快，呼气时心率减慢，心率快慢变化的周期相当于一个呼吸周期。

2.非呼吸性窦性心律失常的心电图特点

心电图特点与呼吸性窦性心律失常相类似。在同一导联上，相邻的窦性P-P间期相差大于0.16s（0.12s）。不同之处是P-P间期的变化与呼吸周期无关。心率常突然增快。

3.室相性窦性心律失常的心电图特点

（1）不包含QRS波群的P-P间期比含有QRS波群的P-P间期长0.2s以上，大多数室相性窦性心律失常属此类型。

（2）含有QRS波群的P-P间期比不含QRS波群的P-P间期长0.2s以上，此类型又称变异型室相性窦性心律失常。现认为系钩拢现象。

【鉴别诊断】

与以下几种心律失常进行鉴别：

1.房性期前收缩　P波形态在窦性心律失常时应完全相同，或逐渐发生轻度变化：而房性期前收缩的P’波与窦性P波形态完全不同。窦性心律时P-P间期不完全相同，而房性期前收缩节律改变突然激动提前，其后有不完全代偿间歇。

2.二度Ⅰ型窦房阻滞　窦性心律失常时P-P间期变化是逐渐缩短后又逐渐延长，而二度Ⅰ型窦房阻滞P-P间期逐渐缩短后紧接着为一个长间歇，于此间歇后P-P间期又逐渐缩短，与呼吸周期无关。而窦性心律失常P-P间期的改变与呼吸周期有关，当暂停止呼吸时窦性心律失常消失。

3.不规则二度窦房阻滞　窦性心律失常时P-P间期呈逐渐缩短和延长。其变化与呼吸周期有密切关系；而二度窦房阻滞时P-P间期突然发生延长，与呼吸周期无关。

【用药原则】

1.窦性心动过速　应针对病因和去除诱发因素，如治疗心力衰竭、纠正贫血、控制甲状腺功能亢进等。必要时β受体阻滞药如美托洛尔可用于减慢心率。

2.窦性心动过缓　无症状的窦性心动过缓通常无需治疗，如因心率过慢，出现心排血量不足症状，可应用阿托品、麻黄碱或异丙肾上腺素等药物。

3.病态窦房结综合征、窦性停搏及窦房传导阻滞　若患者无心动过缓有关的症状，不必治疗，仅定期随诊观察。有症状的病窦综合征患者，应接受起搏器治疗。

【药物选择】

1.窦性心动过速应用β受体阻滞药可减慢心率，如美托洛尔，一般每次25～50mg，每日2或3次，最大剂量每天不超过300～400mg。

2.窦性心动过缓 可应用肌内注射或静脉滴注阿托品（0.5～1mg，按需可1～2h1次，皮下、肌内或静脉注射，极量：每次2mg）；麻黄碱（皮下或肌内注射每次15～30mg，45～60mg/d）或异丙肾上腺素（每次0.5～1mg，稀释后缓慢静滴）等。

【用药提示】

1.美托洛尔（倍他乐克）

（1）不良反应：轻微上腹部不适，倦怠或睡眠异常；偶有非特异性皮肤反应和肢端发冷。静脉使用能引起血压下降。

（2）药物相互作用：①避免与下列药物合用。巴比妥类药物、普罗帕酮、维拉帕米。②与下列药物合用时可能需要调整剂量。胺碘酮、Ⅰ类抗心律失常药物、可乐定、地尔硫䓬、肾上腺素、苯丙醇胺、奎尼丁、利福平。

（3）禁用、慎用：二、三度房室传导阻滞，心源性休克和明显心动过缓者禁用。IDDM及严重肝功能不全者慎用。妊娠最后3个月以及分娩前后慎用。

（4）其他：中断治疗一般在7～10d内逐步撤除，尤其是缺血性心脏病患者骤然停药可使病情恶化。对要进行全身麻醉的患者，最好停止服用。对于有支气管哮喘的患者，应同时给$\beta_2$受体激动药。

2.阿托品

（1）不良反应：口干及少汗、心率加速、瞳孔扩大（可有视物模糊）。大剂量使用可引起语言不清、烦躁不安、皮肤干燥发热、小便困难、肠蠕动减少、中枢兴奋。严重中毒时可由中枢兴奋转入抑制，产生昏迷和呼吸麻痹。

（2）药物相互作用：与尿碱化药、金刚烷胺、吩噻嗪类、其他抗胆碱药、扑米酮、普鲁卡因胺、三环类抗抑郁药伍用，阿托品的毒性反应可加剧。本药与单胺氧化酶抑制药（包括呋喃唑酮、丙卡巴肼）并用时，可加强抗M胆碱作用的不良反应；与甲氧氯普胺并用时，拮抗其促进肠胃动力作用。

（3）禁用、慎用：青光眼、前列腺肥大、高热者禁用。脑损害、心脏病、反流性食管炎、溃疡性结肠炎、尿路阻塞性疾病、发热、速脉、腹泻患者，儿童、老年人、哺乳期妇女慎用。

（4）其他：对其他颠茄生物碱不耐受者对本品也不耐受。孕妇静注可使胎儿心动过速。

3.麻黄碱

（1）不良反应：大剂量或长期使用可引起震颤、焦虑、失眠、头痛、心悸、心动过速、排尿困难等；久用产生耐药性、头晕、呼吸短促、乏力、视物模糊、呕吐、颜面或皮肤潮红、诱发心绞痛、幻听、幻视。

（2）药物相互作用：与肾上腺皮质激素、糖皮质激素合用，本品可增加它们的代谢清除率，需调整皮质激素的剂量；尿碱化药，如制酸药、钙或镁的碳酸盐、枸橼酸盐、碳酸氢钠等，影响本品在尿中的排泄，增加本品的半衰期，延长作用时间；与洋地黄苷类合用，可致心律失常；在静注时，它与氢化可的松及一些巴比妥类合用，是物理性禁忌。

（3）禁用、慎用：甲状腺功能亢进、高血压、动脉硬化、心绞痛等患者及哺乳期妇女禁用。

（4）其他：对其他拟交感胺类药，如肾上腺素、异丙肾上腺素等过敏者，对本品也过敏。

4.异丙肾上腺素

（1）不良反应：心悸、头痛、头晕、喉干、恶心、软弱无力及出汗。

（2）药物相互作用：本药与其他拟肾上腺素药有相加作用。三环类抗抑郁药可能增强本药的作用。

（3）禁用、慎用：冠心病、甲亢、嗜铬细胞瘤患者禁用。成人心率超过120次/min，儿童心率超过140~160次/min时，应慎用。

（4）其他：用量过大易致心肌耗氧量增加、心律失常。

【护理】

1.心电监护，卧床休息，舒适体位，保持环境安静，限制探视，保证充分休息。

2.做好心理护理，说明紧张、恐惧不仅加重心负荷，更易诱发心律失常。

3.必要时持续给氧，以4－6L/min（中流量）为宜。

4.给低盐、高蛋白、高维生素饮食，少量多餐，避免刺激性食物、戒烟、酒、浓茶和咖啡，服排钾利尿剂应鼓励多进富含钾食物，如橘子、香蕉等。

5.监测生命体征。

6.保持大便通畅，必要时给缓泻剂。

7.建立静脉通道，备好纠正心律失常的药物及其他抢救药品，除颤器，临时起搏器等。

8.按医嘱正确给抗心律失常药物，同时做好心电图监护，注意用药过程中及用药后的P、R、BP，意识，判断疗效和副作用。

9.严密心电监护，一旦发生下列情况，要立即通知医师，并做好抢救配合：潜在引起猝死危险的心律失常。

10.监测生命体征，皮肤颜色、温度、尿量、意识等有无改变。

11.监测血气分析，电解质及酸碱平衡情况，尤其注意有无低钾、低镁。

12.一旦发生室颤、心脏停搏、阿-斯等，应立即进行心肺脑复苏术。

# 第八章 期前收缩

房性期前收缩，激动起源于窦房结以外心房的任何部位。正常成人进行24h心电检测，大约60%有房性期前收缩发生。各种器质性心脏病患者均可发生房性期前收缩，并可能是快速性房性心律失常的先兆。

室性期前收缩是一种最常见的心律失常，正常人与各种心脏病患者均可发生室性期前收缩。室性期前收缩常见于冠心病、心肌病、风湿性心脏病与二尖瓣脱垂患者。室性期前收缩常无与之直接相关的症状；每一患者是否有症状或症状的轻重程度与期前收缩的频发程度不直接相关。患者可感到心悸，失重感或代偿间歇后有力的心脏冲动。

【临床表现】

期前收缩可无症状，亦可有心悸或心跳暂停感。频发的期前收缩可致（因心排血量减少引起）乏力、头晕等症状，原有心脏病患者可因此而诱发或加重心绞痛或心力衰竭。听诊可发现心律不规则，期前收缩后有较长的代偿间歇。期前收缩的第一心音多增强，第二心音多减弱或消失。期前收缩呈二或三联律时，可听到每两或三次心搏后有长间歇。期前收缩插入两次正规心搏间，可表现为三次心搏连续。脉搏触诊可发现间歇脉搏缺如。

【辅助检查】

期前收缩的共同心电图特征为较基本心律提早的一次或多次P-QRS波群。

1.房性期前收缩　P波提早出现，其形态与基本心律的P波不同，P-R间期>0.12s。QRS波大多与窦性心律的相同，有时稍增宽或畸形，伴ST及T波相应改变的称为心室内差异性传导，需与室性过期前收缩动鉴别。房性期前收缩伴心室内差异传导时畸形QRS波群前可见提早畸形的P’波。提早畸形P’波之后也可无相应的QRS波，称为阻滞性房性期前收缩。需与窦性心律不齐或窦性静止鉴别。在前一次心搏ST段或T波上找到畸形提早P’波的，可确诊为阻滞性房性期前收缩。房性期前收缩冲动常侵入窦房结，使后者提前除极，窦房结自发除极再按原周期重新开始，形成不完全性代偿间歇，偶见房性期前收缩后有完全性代偿间歇。

频发房性期前收缩（标记A）提前的畸形P’在前一次心搏T波上，下传QRS波与窦性不同的为室内差异性传导，第一个和第八个标记A其后无QRS波为阻滞性房性期前收缩。

2.房室交界区性期前收缩　除提早出现外，其心电图特征与房室交接处性逸搏相似。期前收缩冲动侵入窦房结的形成不完全性代偿间歇，不干扰窦房结自发除极的则形成完全性代偿间歇。

3.室性期前收缩　QRS波群提早出现，其形态异常，时限大多>0.12s，T波与QRS波主波方向相反，ST随T波移位，其前无P波。发生束支近端处的室性期前收缩，其QRS波群可不增宽。室性期前收缩后大多有完全代偿间歇。基本心律较慢时，室性期前收缩可插入于两次窦性心搏之间，形成插入型室性期前收缩。偶见室性期前收缩逆传至心房的逆行P’波，常出现于室性期前收缩的ST段上。房性及室性期前收缩，按其与基本心律的关系可有两种类型，以心室期前收缩为例：

（1）配对型　即所有期前收缩和其前一个QRS波有固定距离，此型多见。

（2）平行收缩型　期前收缩与前面的QRS波群不配对，但期前收缩之间有固定规律，最长的期前收缩间距与最短期前收缩间距之间呈整倍数关系，且常出现室性融合波。

期前收缩与前一心动周期无固定配对时间，期前收缩发生迟者与窦性激动相遇形成室性融合波（Ⅱ第6个心动）实验研究发现上述规律可由于窦性或异位冲动，在保护性传导阻滞区缓慢递减传导，而在阻滞远端产生阈值下电位，影响平行心律异常冲动形成的自发除极，使之提早，延迟或完全被抑制，而有所改变，称为电张电流调变的平行心律（electrotonic modulated parasystole）。房性或室性期前收缩有时由两个以上异位起搏点产生，心电图表现为两种或两种不同形态、配对期间不等的期前收缩，称为多源性期前收缩。连续二次或三次及以上的期前收缩分别称为连发和短暂心动过速。

【诊断】

1.病史、症状：由于患者的敏感性不同，可无明显不适或仅感心悸、心前区不适或心脏停搏感。高血压、冠心病、心肌病、风湿性心脏病病史的询问有助了解期前收缩原因指导治疗，注意询问近期内有无感冒、发热、腹泻病史有助是否患急性病毒性心肌炎的判断。洋地黄类药物、抗心律失常药物及利尿剂的应用有时会诱发期前收缩的发生。

2.体检发现：除原有基础心脏病的阳性体征外，心脏听诊时可发现在规则的心律中出现提早的心跳，其后有一较长的间歇（代偿间歇），提早出现的第一心音增强，第二心音减弱，可伴有该次脉搏的减弱或消失。

3.辅助检查：心电图对期前收缩有诊断意义。房性期前收缩为提早出现的QRS波其前有一异形P波，其后有一不完全代偿期，QRS波形多与正常QRS波形一致。结性期前收缩提早出现的QRS波与正常QRS波相一致，其前无P波，代偿期完全。室性前期收缩提早出现的QRS波宽大畸形，代偿期完全。24小时动态心电图可详细记录前期收缩发生的多少，发生的规律，治疗效果等。怀疑心肌炎者可行血心肌酶学检查。心脏超声检查可发现心肌病和部分冠心病患者。长期服用利尿剂和怀疑洋地黄中毒者应测定血电解质，必要时测定血洋地黄浓度。

【用药原则】

1.房性期前收缩 通常无需治疗，当有明显症状或因房性期前收缩触发室上性心动过速时，应给予治疗。

2.室性期前收缩 首先应对患者的发作类型、症状及其原有心脏病变做全面的了解，然后根据不同的临床状况决定是否给予治疗、采取何种方法治疗以及确定治疗的终点。

（1）无器质性心脏病：如无明显症状则不必使用药物治疗；如患者症状明显，治疗以消除症状为日的。

（2）急性心肌缺血：目前不主张预防性应用抗心律失常药物。

（3）慢性心脏病变：目前认为此类患者如有频发室性期前收缩用胺碘酮治疗有效，其致心律失常作用甚低。

【药物选择】

1.房性期前收缩 治疗药物包括β受体阻滞药、普罗帕酮（100～200mg，每6～8h一次）；莫雷西嗪（150～200mg，3次/d）等。

2.室性期前收缩

（1）无器质性心脏病但症状明显者：药物宜选用β受体阻滞药；美西律，首次200～300mg，必要时2h后再服100～200mg。一般维持量400～800mg/d，分2～3次服；普罗帕酮100～200mg，每6～8h一次；莫雷西嗪150～200mg，3次/d等。

（2）慢性心脏病变者：胺碘酮，负荷量通常100～200mg，每日1～4次，连续服用3d；维持量为200mg，每日1或2次，进餐时或餐后服用。

【用药提示】

1.普罗帕酮（悦复隆）

（1）不良反应：①轻度：厌食、恶心、呕吐、腹胀、便秘、口干、口中味苦和舌唇麻木，偶见疲劳、眩晕、头痛等。②重度：可能使原有的心律失常或心力衰竭加重，偶见直立性低血压、胸痛、呼吸短促或困难、疲劳、水肿、视力模糊、发热、寒战、皮疹或荨麻疹、喉痛红肿等。

（2）药物相互作用：本药与其他抗心律失常药合用，可能增加不良反应；与降压药合用，可增强降压效应；与三环类抗抑郁药、地高辛、茶碱、β受体阻滞药合用，可增强毒性和作用；与苯巴比妥、利福平同用可降低血药浓度；可增加普萘洛尔、美托洛尔、地高辛、茶碱的血药浓度；与西咪替丁、奎尼丁同用时，血药浓度增加；可加强口服抗凝药的作用。

（3）禁用、慎用：窦房结功能障碍，二、三度房室传导阻滞，双束支传导阻滞（除非已有起搏器），心源性休克，严重心力衰竭，严重低血压患者禁用。严重窦性心动过缓，心肌严重损害，一度房室传导阻滞，低血压，肝或肾功能障碍者慎用。

（4）其他：本品血药浓度与剂量不成比例地增高，故在增量时应小心，以防血药浓度过高产生不良反应；由于其局部麻醉作用，宜在饭后与饮料或食物同时吞服，不得嚼碎；本品可改变人工心脏起搏器的速度和感应阈值，如果安装了起搏器，应告诉医生。

2.莫雷西嗪（安脉静）

（1）不良反应：①轻度：头晕、头痛、麻木、焦虑不安、欣快感、食欲缺乏、口干、恶心、胃肠不适、腹泻、呕吐等；②重度：视力模糊、感觉异常、发热、低血压和心律失常加重等。

（2）药物相互作用：本药与西咪替丁、地尔硫革合用，血药浓度增高；与西沙必利合用，可引起心律失常；与茶碱合用，可使茶碱的疗效降低；与华法林合用，可增强华法林的抗凝作用。

（3）禁用、慎用：二或三度房室传导阻滞及双束支传导阻滞且无起搏器者、严重低血压者忌用，心源性休克与过敏者、肝肾功能不全者应禁用。

（4）其他：每天的服药间隔最好保持相同；剂量应个体化，在应用本品前，应停用其他抗心律失常药物1～2半衰期；不可突然停药，应在医生指导下逐渐减量停药。

3.美西律

（1）不良反应：胃肠反应、肝功能异常、头晕、震颤、共济失调、眼球震颤、嗜睡、昏迷及惊厥、视物模糊、精神失常、失眠，少见心律失常、胸痛、低血压及心衰加剧、皮疹，罕见白细胞及血小板减少。

（2）药物相互作用：本药与转氨酶诱导药如利福平和苯巴比妥合用，可降低美西律的血药浓度。吗啡可使本品吸收延迟并减少。

（3）禁用、慎用：心源性休克、未安装起搏器的二或三度房室传导阻滞、病窦综合征者禁用。低血压和严重充血性心衰、肝功能异常、室内传导阻滞或严重窦性心动过缓者慎用。哺乳期妇女用药时应停止哺乳。儿童不宜使用。

（4）其他：本品在危及生命的心律失常患者中有使心律失常恶化的可能。

4.胺碘酮（威力调心灵）

（1）不良反应：胃肠道反应，如食欲缺乏、恶心、腹胀、便秘；角膜色素沉着；偶见皮疹。

（2）禁用、慎用：房室传导阻滞、心动过缓、甲状腺功能障碍及对碘过敏者禁用。Q-T延长综合征、低血压、肝或肺功能不全、严重充血性心衰患者，以及孕妇慎用，服本品者不宜哺乳。儿童不宜使用。

【护理】

1.期前收缩或称期外收缩，是心脏病患者常见的临床表现。前期手术本身并非严重疾病，所以病员应消除思想顾虑，保持乐观情绪，积极配合治疗。

2.注意劳逸结合，患者睡眠充足。

3.不吸烟，不饮酒，饮食不过饱，少吃刺激性食物。

4.活动后期前收缩不增多的慢性患者应适当参加文体活动。

5.伴有严重心脏病或有明显症状者须服用抗心律失常药物。此类药物应在医师指导下服用。

# 第九章　预激综合征

预激综合征是指心电图呈预激表现，临床上有心动过速发作。心电图的预激是指心房冲动提前激动心室的一部分或全体。发生预激的解剖学基础是在房室特殊传导组织以外，还存在一些由普通工作心肌组成的肌束。预激综合征患者大多无其他心脏异常征象。先天性心血管病如三尖瓣下移畸形、二尖瓣脱垂与心肌病等可并发预激综合征。预激本身不引起症状。具有预激心电图表现者，心动过速的发生率为1.8%，频率过于快速的心动过速（特别是持续发作心房颤动），可恶化为心室颤动或导致充血性心力衰竭、低血压。

【临床表现】

单纯预激并无症状。并发室上性心动过速与一般室上性心动过速相似。并发房扑或房颤者，心室率多在200次/min左右，除心悸等不适外尚可发生休克、心力衰竭甚至突然死亡。心室率极快如300次/min时，听诊心音可仅为心电图上心室率的一半，提示半数心室激动不能产生有效的机械收缩。

【检查】

各旁路引起预激的心电图特征如下：

1.房室旁道 ①PR间期缩短至0.12秒以下，大多为0.10秒；②QRS时限延长达0.11秒以上；③QRS波群起始部粗钝，与其余部分形成顿挫，即所谓预激；④继发性ST-T波改变。

上述心电图改变尚可分为A、B两型的。A型的预激波和QRS波群在$V_1$导联均向上，而B型$V_1$导联的预激波和QRS波群的主波则均向下；前者提示左室或右室后底部心肌预激，而后者提示右室前侧壁心肌预激。这种分类方法虽然受到预激是不同部位旁路所致的多变QRS波群的限制，但有助于区别旁路的心室端在左或右、前或后，因而沿用至今。

2.房结、房希旁道PR间期少于0.12秒，大多在0.10秒；QRS波群正常，无预激波。这种心电图表现又称为短P-R、正常QRS综合征或LGL（Lown-Ganong-Levine）综合征。

3.结室、束室连接 P-R间期正常，QRS波群增宽，有预激波。

预激综合征室上性心动过速发作时，预激表现大多消失，心电图表现为QRS波群形态正常的室上性心动过速。并发房扑或房颤时，QRS保持预激特征的不少见，心电图表现为QRS波群畸形宽大的房扑或房颤；心室率大多超过200次/min，甚至可达300次/min。房扑时可呈1∶1房室传导，并可能辨认房扑波。房颤时心室律不规则，长间歇之后可见到个别QRS波群形态正常（可能为旁路不应期延长，房室结内隐匿传导作用消失后，冲动全部或大部经房室结传导所致），并可能辨认房颤波。心室率极快时，还可伴有频率依赖性心室内传导改变。

1.典型预激综合征

（1）P-R间期＜0.12秒，P波正常。

（2）QRS时间＞0.11秒。

（3）QRS波群起始部分变粗钝，称为预激波或 δ 波。

（4）继发性ST-T改变。

临床上又分为三型

A型预激：预激波和QRS波群在各胸导联均向上，其旁道位于左心室后基底部。

B型预激：预激波和QRS波群的主波$V_1$导联向下，在左胸导联$V_5$向上，其旁道位于右室外侧壁。

C型预激：预激波和QRS波群$V_1$~$V_2$导联向上，$V_3$~$V_5$导联向下。为左室侧壁预激。

2.变异型预激

（1）LGL型预激：①P-R间期≤0.11秒；②QRS波群时间正常；③没有 δ 波

（2）Mahaim型预激：①P-R间期≥0.12秒；②QRS综合波起始波有 δ 波，但 δ 波小；③QRS时间≥0.12秒，但增宽轻微。

【鉴别诊断】

心电图上预激图形应与束支传导阻滞，心室肥大或心肌梗死鉴别，PR间期缩短和预激波的存在可确认为预激。加速的心室自主心律与窦性心律呈干扰性房室分离时（尤其当心室率与窦性的心率相似时），可有短阵PR间期缩短、QRS波群宽大畸形的心电图表现，酷似间歇性预激；但长记录常可显示PR间期不固定和房室分离，不难与预激鉴别。

预激并发室上性心动过速时，QRS波群常不增宽，但发作中止后除隐匿性预激外均有特征性心电图改变，预激并发房颤或房扑时，QRS波群常增宽，应与室性心动过速相鉴别。

【用药原则】

1.若患者从无心动过速发作或偶有发作但症状轻微者，无需给予治疗。

2.如心动过速发作频繁伴有明显症状，应给予治疗。

【药物选择】

1.预激综合征患者发作正向房室折返性心动过速，如迷走神经刺激无效，首选药物为腺苷（3～6mg，2s内静注，2min内不终止，可再以6～12mg，2s内推注）；三磷腺苷适应证与腺苷相同（10mg，2s内静注，2min内无反应，15mg，2s再次推注）；维拉帕米（静脉注射，剂量5～10mg，5～10min，如无反应，15min后可重复5mg，5min）；也可选普罗帕酮静注（可用1～2mg/kg，以10mg/min静注，单次最大剂量不超过140mg）。

2.预激综合征患者发作心房扑动与颤动时伴有晕厥或低血压，治疗药物宜选择延长房室旁路不应期的药物，如普鲁卡因胺（0.1g，静注5min，必要时每隔5～10min重复1次）或普罗帕酮。

3.预防心动过速的复发，可选用β受体阻滞药或维拉帕米（240mg，1次/d）。普罗帕酮或胺碘酮也可预防心动过速复发。

【用药提示】

1.三磷腺苷

（1）不良反应：①轻度：眩晕、头胀、面部潮红、胸闷，小儿可有激动不安。②重度：低血压、呼吸困难、房颤或扑动、过敏性休克（个别）。

（2）药物相互作用：双嘧达莫可加强本品的作用；茶碱可阻滞本品电生理作用；卡马西平可增强传导阻滞危险；本药不宜与能加重负性传导或减慢心率的药物合用。

（3）禁用、慎用：对本品过敏、房室传导阻滞、心房纤颤、心房扑动、室性心动过速患者禁用。心肌梗死和脑出血患者在发病期、哮喘患者、肝肾功能不全及合并有病窦综合征者慎用。孕妇及哺乳期妇女慎用。

（4）其他：静注时应大滴快速滴入，5s之内注完；如用药1次出现高度房室传导阻滞，不可再用第2次；在给药后应监测血压及心率，每10～30s1次，测数分钟。本品受热不稳定，应在2～4℃处存放。

2.维拉帕米（诺富生、益衡）

（1）不良反应：便秘、头晕，偶见恶心、眩晕、头痛、低血压、踝关节水肿、潮红、乏力、神经过敏、红斑性肢痛病、感觉异常、心动过缓、充血性心衰、呼吸困难，罕见肌肉疼痛、关节痛、过敏性皮肤反应、男女性乳房、可逆性转氨酶和（或）碱性磷酸酶升高、牙龈增生。

（2）药物相互作用：β受体阻滞药、抗心律失常药和吸入性麻醉药可增强本药的药效。本药可减弱锂的作用并增加其神经毒性，提高环孢素、茶碱、地高辛、氨甲酸氮革的血浆水平，降低利福平、苯妥英和苯巴比妥的药效，加强肌松药的药效，可能提高西咪替丁的血浆水平。

（3）禁用、慎用：心源性休克，伴有心动过缓、显著低血压和左心功能不全的急性心肌梗死，二或三度房室传导阻滞，窦房传导阻滞，病理性窦房结综合征者禁用。一度房室传导阻滞、心动过缓、低血压、房颤和（或）房扑、预激综合征患者及妊娠和哺乳期妇女慎用。

3.普罗帕酮（悦复隆）

（1）不良反应：①轻度：厌食、恶心、呕吐、腹胀、便秘、口干、口中味苦和舌唇麻木，偶见疲劳、眩晕，头痛等。②重度：可能使原有的心律失常或心力衰竭加重，偶见直立性低血压、胸痛、呼吸短促或困难、疲劳、水肿、视力模糊、发热、寒战、皮疹或荨麻疹、喉痛红肿等。

（2）药物相互作用：本品与其他抗心律失常药合用，可能增加不良反应；与降压药合用，可增强降压效应；与三环类抗抑郁药、地高辛、茶碱、β受体阻滞药合用，可增强毒性和作用；与苯巴比妥、利福平同用可降低血药浓度；可增加普萘洛尔、美托洛尔、地高辛、茶碱的血药浓度；与西咪替丁、奎尼丁同用时，血药浓度增加；可加强口服抗凝药的作用。

（3）禁用、慎用：窦房结功能障碍，二、三度房室传导阻滞，双束支传导阻滞（除非已有起搏器），心源性休克，严重心力衰竭，严重低血压患者禁用。严重窦性心动过缓，心肌严重损害，一度房室传导阻滞，低血压，肝或肾功能障碍者慎用。

（4）其他：本品可改变人工心脏起搏器的速度和感应阈值，如果安装了起搏器，应告诉医生。

4.普鲁卡因胺

（1）不良反应：①轻度：嘴里发苦、腹泻、头晕、口干、食欲缺乏、恶心、呕吐、胃肠不适等。②重度：胸痛、寒战、神志不清、抑郁、虚弱、疲劳、发热、眩晕、幻觉、瘙痒、关节疼痛、心悸、咽喉炎、异常的出血或皮肤青紫等。

（2）药物相互作用：本品与其他抗心律失常药合用，效应相加；与降压药合用，降压作用可增强；与拟胆碱药合用，可抑制这类药对横纹肌的效应；与地高辛合用，导致对心脏的不良反应加强。西咪替丁、雷尼替丁和胺碘酮可使本品的血药浓度增加，导致其不良反应增加。

（3）禁用、慎用：对本品过敏、红斑狼疮（包括有既往史者）、病态窦房结综合征、洋地黄中毒、重度低血钾以及重症肌无力、二或三度房室传导阻滞患者禁用。支气管哮喘、肝或肾功能障碍、低血压、心脏收缩功能明显降低者慎用。

（4）其他：静脉注射时患者应取卧位，并需连续监测血压及心电图。

5.维拉帕米（诺富生、益衡）

（1）不良反应：便秘、头晕，偶见恶心、眩晕、头痛、低血压、踝关节水肿、潮红、乏力、神经过敏、红斑性肢痛病、感觉异常、心动过缓、充血性心衰、呼吸困难，罕见肌肉疼痛、关节痛、过敏性皮肤反应、男性乳房发青、可逆性转氨酶和（或）碱性磷酸酶升高、牙龈增生。

（2）药物相互作用：β 受体阻滞药、抗心律失常药和吸入性麻醉药可增强本药的药效。本药可减弱锂的作用并增加其神经毒性，提高环孢素、茶碱、地高辛、氨甲酸氮革的血浆水平，降低利福平、苯妥英和苯巴比妥的药效，加强肌松药的药效，可能提高西咪替丁的血浆水平。

（3）禁用、慎用：心源性休克，伴有心动过缓、显著低血压和左心功能不全的急性心肌梗死，二或三度房室传导阻滞，窦房传导阻滞，病理性窦房结综合征者禁用。一度房室传导阻滞、心动过缓、低血压、房颤和（或）房扑、预激综合征患者及妊娠和哺乳期妇女慎用。

（4）其他：可能影响机械操作能力。

# 第十章　慢性肺源性心脏病

慢性肺源性心脏病是指由于支气管肺组织、胸廓或肺血管病变所致的肺循环阻力增加，产生肺动脉高压，继而右心室结构和（或）功能改变的疾病。病因按原发病变发生的部位和功能的变化，一般可分为4大类：支气管和肺疾病；严重的胸廓畸形；肺血管疾病；神经肌肉疾病。本病发展缓慢，临床上除原有肺、胸疾病的各种症状和体征外，主要是逐步出现的肺、心功能不全以及其他器官受损的征象，往往表现是急性发作期与缓解期交替出现，肺、心功能不全亦随之进一步恶化，急性发作次数愈多，肺、心功能损害亦愈重。按其功能一般分为肺、心功能代偿期和肺、心功能失代偿期。肺、心功能代偿期：此期心功能代偿一般良好，肺功能处于部分代偿阶段，主要是慢性阻塞性肺病的表现，即慢性咳嗽、咳痰、喘息，活动后可感心悸、气短、呼吸困难和劳动耐力下降，并有不同程度的发绀等缺氧症状；体检可有肺气肿体征。肺、心功能失代偿期：本期主要临床表现为呼吸衰竭和心力衰竭，多数患者以呼吸衰竭为主，而后发生心力衰竭，也有少数患者可无心力衰竭或以心力衰竭为主。本病一般特征为寒冷地区较温暖地区患病率高；高原地区较平原地区患病率高；农村较城市患病率高；吸烟较不吸烟者患病率高。患病年龄多在40岁以上，患病率随年龄的增长而增加。急性发作以冬、春季多见，急性呼吸道感染常为急性发作的诱因。

【病因】

1.支气管、肺疾病　以慢支并发阻塞性肺气肿最为多见，约占80%～90%；其次为支气管哮喘、支气管扩张、重症肺结核、尘肺、慢性弥漫性肺间质纤维化、结节病、过敏性肺泡炎、嗜酸性肉芽肿等。

2.胸廓运动障碍性疾病　严重的脊椎后、侧凸、脊椎结核、类风湿性关节炎、胸膜广泛粘连及胸廓形成术后造成的严重胸廓或脊椎畸形，以及神经肌肉疾患如脊髓灰质炎。

3.肺血管疾病　累及肺动脉的过敏性肉芽肿病，广泛或反复发生的多发性肺小动脉栓塞及肺小动脉炎，以及原因不明的原发性肺动脉高压症。

【临床表现】

1.肺、心功能代偿期（包括缓解期）

此期主要是慢阻肺的表现。慢性咳嗽、咳痰、气急，活动后可感心悸、呼吸困难。体检可有明显肺气肿征，听诊干、湿性啰音。肺动脉瓣区可有第二心音亢进，提示有肺动脉高压。若三尖瓣区出现收缩期杂音或剑突下示心脏搏动，多提示有右心肥厚、扩大。

2.肺、心功能失代偿期（包括急性加重期）

本期临床主要表现以呼吸衰竭为主，有或无心力衰竭。

（1）呼吸衰竭：急性呼吸道感染为常见诱因，临床表现有呼吸困难、发绀，甚至神经精神症状等表现。

（2）心力衰竭：以右心衰竭为主，出现颈静脉怒张，肝大和压痛，肝—颈静脉回流征阳性，下肢水肿，严重者出现全身性水肿。若出现明显腹水常提示有心源性肝硬化的存在。心脏检查三尖瓣区可有收缩期杂音，并可听到舒张期奔马律。

【用药原则】

在明确诊断的基础上，根据急性发作期和缓解期分别采取如下用药原则。

1.急性加重期

积极控制感染；通畅呼吸道，改善呼吸功能；纠正缺氧和二氧化碳潴留；控制呼吸衰竭和心力衰竭；积极处理并发症。

（1）控制支气管–肺部感染：参考痰菌培养及药物敏感试验选择抗菌药物。在还没有培养结果前，根据感染的环境及痰涂片革兰染色选用抗菌药物，院外感染以革兰阳性菌占多数，院内感染则以革兰阴性菌为主，或选用二者兼顾的抗菌药物。常用的有青霉素类、氨基糖苷类、氟喹诺酮类及头孢菌素类等抗菌药物。选用广谱抗菌药物时必须注意可能继发的真菌感染。

（2）氧疗：通畅呼吸道，纠正缺氧和二氧化碳潴留，可用鼻导管吸氧或面罩给氧，并发呼吸衰竭者参阅其他章节。

（3）酸碱失衡及电解质紊乱的纠正

（4）心力衰竭治疗：肺心病心力衰竭的治疗与其他心脏病心力衰竭的治疗有不同之处，因为肺心病患者一般在积极控制感染、改善呼吸功能后心力衰竭症状可减轻或消失，不需常规使用利尿药和强心药。但对治疗无效者或较重患者可选用利尿、强心药或血管扩张药。①利尿药：原则上宜选用作用轻的利尿药，小剂量使用。②正性肌力药：慢性肺心病患者由于慢性缺氧及感染，对洋地黄类药物的耐受性很低，疗效较差，且易发生心律失常，这与处理一般心力衰竭有所不同。正性肌力药的剂量宜小，一般约为常规剂量的2／3或1／2。同时选用作用快、排泄快的洋地黄类药物，如毒毛花苷K 0.125～0.25mg，或毛花苷C 0.2～0.4mg加于10%葡萄糖液内静脉缓慢推注。用药前应注意纠正缺氧，防治低钾血症，以免发生药物毒性反应。低氧血症、感染等均可使心率增快，故不宜以心率作为衡量洋地黄类药物的应用和疗效考核指征。应用指征是：a.感染已被控制、呼吸功能已改善、利尿药不能得到良好疗效而反复水肿的心力衰竭患者；b.以右心衰竭为主要表现而无明显感染的患者；c.出现急性左心衰竭者。③血管扩张药：可减轻心脏前、后负荷，降低心肌耗氧量，增加心肌收缩力，对部分顽固性心力衰竭有一定效果，但并不像治疗其他心脏病那样效果明显。血管扩张药在扩张肺动脉的同时也扩张体动脉，往往造成体循环血压下降，反射性地产生一些不利于治疗的反应，因而限制了其在临床上的应用。钙拮抗药、氧化亚氮等有一定降低肺动脉压的效果。

（5）控制心律失常：一般心律失常经过控制呼吸道感染，矫正缺氧、二氧化氮潴留、酸碱失衡及电解质紊乱可自行消失，如持续存在，可根据心律失常类型选用合适的抗心律失常药物。

（6）抗凝治疗：应用普通肝素和低分子肝素防止肺微小动脉原位血栓形成。

（7）加强护理工作：全面正确地评估病情，制定详尽的护理措施，并正确有效地实施是配合抢救成功的关键，同时也要加强心理护理。

2.缓解期

原则上采用中西医结合的综合措施，目的是增强患者的免疫功能，去除诱发因素，减少或避免急性加重期的发生，希望逐渐使肺、心功能得到部分或全部恢复，如长期家庭氧疗、调整免疫功能。

【药物选择】

1.控制感染的药物 遵医嘱选用合理的抗生素类药物。

2.治疗急性发作期时心力衰竭的药物

（1）氢氯噻嗪：25mg，1～3次／d，一般不超过4d，口服。

（2）呋塞米：20mg，肌注或口服。

（3）毒毛花苷K：0.125～0.25mg，静脉注射。

（4）毛花苷C：0.2～0.4mg，加于10%的葡萄糖液内缓慢静脉注射。

（5）地高辛：口服，成人常用量0.125～0.5mg，每日1次，7d可达稳态血药浓度；若达快速负荷量，可每6～8h给药0.25mg；维持量，每日1次0.125～0.5mg。不宜口服者亦可静注，临用前，用10%或是25%葡萄糖注射液稀释后应用，常用量静注1次0.25～0.5mg；极量，1次1mg；维持量，成人每日0.125～0.5mg，分1或2次服用；小儿为全效量的1/4。

【护理】

1.绝对卧床休息

呼吸困难时呈半卧位，保持呼吸道通畅，积极清除呼吸道的分泌物，鼓励患者咳痰，对无力排痰者应改变体位，拍背帮助排痰。有肺性脑病时采取吸痰法，必要时气管切开。

2.吸氧

要正确选用给氧方法和氧浓度，由于缺氧和二氧化碳潴留，常选用鼻导管持续低流量吸氧，必要时通过面罩或呼吸机给氧。浓度在24%～30%范围之间，流量在1～2L/min，湿化瓶温度应保持在30℃左右，鼻导管应每日更换。

3.临床观察

密切观察体温、脉搏、呼吸、血压、神志、皮肤黏膜等变化。记录出入量，特别是尿量。控制水的摄取，防止增加负担，保持大小便通畅，以防用力过度发生猝死。做好口腔和皮肤护理，预防口腔溃疡和褥疮发生。准备好各种抢救物品，如吸痰器、呼吸机等，随时做好危重患者抢救工作。

4.加强全身营养

鼓励患者多进食高热量、高蛋白、易消化食物，少食多餐，必要时鼻饲和静脉给予TPN，以保证营养供给。

5.做好心理护理

肺心病患者常为老年人，性情固执，加之病程长，且易反复发作，患者存在悲观、忧虑的心理，对康复失去信心，所以我们要耐心倾听患者的心声，安慰患者，做好解释工作，鼓励他们树立战胜疾病的信心，消除悲观失望心理，使之配合治疗，安心休养，争取早日康复。

# 第十一章　原发性肺动脉高压

原发性肺动脉高压（primary pulmonary hypertension，PPH）是一种少见病，临床定义为“不能解释或未知原因的肺动脉高压”，在病理上主要表现为“致丛性肺动脉病”，即由动脉中层肥厚、向心或偏心性内膜增生及丛状损害和坏死性动脉炎等构成的疾病。肺动脉高压（pulmonary artery hypertension，PAH）迄今病因不明，目前认为其发病与遗传因素、自身免疫及肺血管收缩等因素有关。

原发性PAH可分为：

（1）特发性PAH（IPAH）。

（2）家族性PAH（FPAH）。

（3）相关性PAH（APAH）。①结缔组织病；②先天性异体肺分流；③门静脉高压；④人类缺陷免疫病毒感染；⑤药物和毒素；⑥其他，甲状腺疾病、糖原累积病、Gaucher's病、遗传性出血性毛细血管扩张症、血红蛋白病、骨髓增生异常、脾切除术。

（4）与重要静脉或毛细血管有关的PAH。①肺静脉闭塞性疾病（PVOD）；②肺毛细血管扩张症（PCH）。

（5）新生儿持续性PAH（PPHN）。

PPH早期通常无症状，仅在剧烈活动时感到不适；随着肺动脉压力的升高，可逐渐出现全身症状如呼吸困难、胸痛、头晕或晕厥、咯血等，其他症状还包括疲乏、无力，10%的患者出现雷诺现象，增大的肺动脉压迫喉返神经引起声音嘶哑（Ortner's综合征）。PPH可发生于任何年龄，多见于育龄妇女，平均患病年龄为36岁。

【诊断依据】

1.肺动脉高压的典型症状、体征及X线，超声心动图表现。必要时经右心导管直接测定肺动脉及右心压力。

2.除外由心、肺疾患诱发的继发性肺动脉高压后方能诊断本病。

【实验室检查】

末梢血红细胞增多，患者贫血及血小板减少，血气分析pH值正常，$PaCO_2$降低，$PaO_2$正常或降低。

1.胸部X线检查对肺动脉高压的判断有一定帮助，但无一征象能准确地反映出肺动脉高压的程度。常用于提示肺动脉高压的X线征象有：①右下肺动脉横径增宽，国人正常值小于15mm；②肺门宽度与1/2胸廓横径比增加，即从前正中线至肺动脉段缘间的距离与1/2胸廓横径之比，正常值为（28.1±4.5）；③肺门胸廓指数增加，即从前正中线水平至左、右肺动脉主要分支间距离之和与整个胸廓横径之比，正常值为（34±4）；④肺动脉段突出，正常值小于3mm；⑤肺门动脉扩张与外围纹理纤细形成鲜明的对比或呈“残根状”；⑥右心房、室扩大；⑦心胸比率增加，正常小于0.5。需指出轻、中度原发性肺动脉高压的胸部X线可无异常所见，重症患者改变明显，诊断的敏感性较高。

2.心电图不能直接反映肺动脉压升高，只能提示右心房、室的增大或肥厚。此外，“肺型P”，Ⅱ、Ⅲ、aVF及右胸前导联ST-T改变也是常见的心电图异常。

3.超声心动图和多普勒超声检查　当今超声心动图虽不能直接测量增高的肺动脉压，但肺动脉压增高引起的某些间接而特征性的超声征象，对肺动脉高压的判断却颇有帮助。常见的征象有：

（1）右心室肥厚和扩大：右心室肥厚是慢性收缩期负荷过重的直接后果，不仅与肺动脉高压的程度和时间有关，也可能与个体对肥厚反应的调节有关。右心室游离壁在轻度肺动脉高压时已增厚，心室间隔也增厚，运动幅度减弱，或呈同向运动。78%原发性肺动脉高压患者有右心室增大。正常右心室游离壁厚度≤4mm，右心室内径小于20mm。

（2）肺动脉内径增宽和膨胀性下降：二维和M型超声心动图可清楚显示中心肺动脉扩张。正常主肺动脉内径小于25mm，右肺动脉内径小于18mm。肺动脉壁顺应性随压力的增加而下降，收缩期扩张也随之变小。

（3）三尖瓣和肺动脉瓣反流：心脏增大和瓣环扩张可引起三尖瓣和肺动脉瓣反流。多普勒超声心动图测出的三尖瓣反流率和反流程度与造影所见有良好相关，然而正常人有三尖瓣轻度反流者为0~44%，因此，多普勒超声心动图检出的轻微三尖瓣反流的意义应结合其他检查综合判断更为稳妥。同样，正常人肺动脉瓣反流发生率约为

13%～90%，检出轻度反流的意义需全面衡量。肺动脉高压时反流峰速和时限增加，并随压力波动而改变，反流速度与舒张期肺动脉–右心室间压差相关。

（4）肺动脉瓣运动异常：在肺动脉高压早期M型超声心动图的研究已注意到肺动脉瓣运动的变化，正常情况下舒张晚期肺动脉瓣后叶有一小负向波，称“a”波倾斜，紧接心电图P波之后发生，反映正常肺动脉舒张末期右心房收缩引起较小的右心室－肺动脉压增加，当肺动脉舒张压轻微增加时可阻止“a”波的出现。

正常“a”波幅度平均为3～5mm，小于2mm可有轻度肺动脉高压，“a”波消失通常提示肺动脉平均压大于5.3kPa（40mmHg）。但需注意当右室舒张末压增加时“a”波可重新出现。肺动脉瓣开放速率增加是肺动脉高压另一个传统超声征象，它与收缩早期右心室–肺动脉间压差的大小有关，而与肺动脉压绝对值无关。M型超声心动图肺动脉高压特征性所见是收缩期切迹或呈“W”图形，反映肺动脉瓣收缩期部分关闭，发生率约60%，该征象有时在无肺动脉高压存在时也可能出现。

（5）肺动脉压的定量化测量常用的指标有：①三尖瓣反流峰速，与右室收缩压间有良好的相关，相关系数达0.9以上。②右室流出道或主肺动脉血流加速度或高峰流速提前，血流加速时间或高峰时间与射血时间比与肺动脉压的相关系数在0.7～0.8之间。③用M型超声心动图或多普勒血流信号测量右室收缩间期发现肺动脉高压患者射血前期延长，射血期变短，二者的比率增大，后者与肺动脉压的相关系数约0.7，80%正常儿童比率＞0.3，＞0.4者中90%的肺动脉平均压＞3.3kPa（25mmHg）。④右室等容舒张时间（肺动脉瓣关闭到三尖瓣开启时间）延长，等容舒张时间与肺动脉收缩压的关系主要决定于肺动脉瓣关闭到三尖瓣开放间的右室压下降幅度，但也受心率、右房压和舒张率的影响。因此，其更多用于正常与轻度肺动脉高压的鉴别。

虽然有许多定量化肺动脉压超声检测方法，相关系数甚至高达0.9以上，但其可解释的肺动脉压变量也只有0.6左右，因此“定量化”检查只能做一参考。尽管如此，超声心动图和多普勒超声心动图检查对原发性肺动脉高压的诊断仍是一种有用的无创性检测方法。

4.常用以排除肺动脉高压的血栓栓塞性原因肺扫描多表现肺段或肺叶灌注缺损，而原发性肺动脉高压肺灌注扫描显示正常或呈弥漫性稀疏。有人报道，肺扫描对进一步鉴别不能解释的肺动脉高压中的真正原发性肺动脉高压（致丛性肺动脉病）与多发性肺血栓栓塞有一定价值，后者多呈散在的不规则缺损。

5.肺功能和血气酸碱改变　原发性肺动脉高压患者肺功能测定一般呈轻度限制性通气障碍和弥散功能障碍，无气道阻塞。早期血氧分压可正常，多数患者有轻、中度低氧血症，系由心排血量减少和通气与灌注比例失衡所引起的混合静脉血氧分压下降的结果，重症低氧血症可能与卵圆孔开放有关。几乎所有患者均伴有呼吸性碱中毒。肺功能测定对诊断原发性肺动脉高压是一项不敏感的检查方法。

6.球囊导向漂浮导管检查　原发性肺动脉高压血流动力学定义为静息肺动脉平均压＞25mmHg，或运动＞30mmHg，肺毛细血管嵌压正常（静息时12～15mmHg）。毛细血管前肺动脉高压分级（静息肺动脉平均压），轻度：26～35mmHg；中度：36～45mmHg；重度：45mmHg。

【鉴别诊断】

原发性肺动脉高压的症状和体征均是非特异性的，只能提示有肺动脉高压的可能。结合胸部X线、肺功能及动脉血气检查，基本可除外继发于肺实质性疾病肺动脉压升高，如慢性阻塞性肺疾病、肺间质纤维化等。放射性核素肺通气灌注扫描和肺动脉造影检查基本可排除较大块的肺血栓栓塞。超声心动图和右心导管检查对继发于心脏病的肺动脉高压可以排除。通过以上检查，肺动脉高压的原因仍不能明确者，临床上可诊断为不能解释的肺动脉高压，主要包括致丛性肺动脉病（真正的原发性肺动脉高压）、多发性肺血栓栓塞及肺静脉堵塞病等。它们之间的鉴别，虽肺灌注扫描可给予一定帮助，但唯一可靠的方法是开胸肺活检，做病理形态学诊断。原发性肺动脉高压属致丛性肺动脉病，早期病变可能可逆，经治疗有好转的可能；晚期多进行性发展，治疗困难。因此，早期诊断，早期治疗对预后十分重要。

【用药原则】

因原发性肺动脉高压的病因不明，治疗主要针对血管收缩、内膜损伤、血栓形成及心功能不全等方面进行，旨在恢复肺血管的张力、阻力和压力，改善心功能，增加心排血量，提高生活质量。

1.药物治疗

（1）血管舒张药

①钙拮抗药：钙拮抗药仅对大约20%的PPH患者有效，使用剂量通常较大，应用时要特别注意药物的不良反应。

②依前列醇：依前列醇对动、静脉具有强大的舒血管作用及抑制血小板聚集的作

用，可以改善运动能力和血流动力学状态。但是，依前列醇的半衰期非常短，必须持续静脉输注，临床应用受到很大限制，并常见不良反应。

③氧化亚氮（$N_2O$）吸入：$N_2O$吸入是一种仅选择性地扩张肺动脉而不作用于体循环的治疗方法。但是由于$N_2O$的作用时间短，加上外源性$N_2O$的毒性问题，从而限制了其在临床上的使用。

（2）抗凝治疗　抗凝治疗并不能改善患者的症状，但在某些方面可延缓疾病的进程，从而改善患者的预后。华法林作为首选的抗凝药。

（3）其他　当出现右心衰竭、肝淤血及腹水时，可用利尿药治疗。使用地高辛，对抗钙拮抗药引起心肌收缩力降低的不良反应。

2.肺或心肺移植

晚期可以行肺或心肺移植治疗。

【药物选择】

1.地高辛　0.125～0.5mg，每日1次，维持剂量为每日0.125～0.5mg，口服；静脉给药遵医嘱。

2.华法林　成人常用量，避免冲击治疗，第1～3d，3～4mg，3d后可给维持量2.5～5mg/d，口服。

钙拮抗药、利尿药详见高血压章节；其他药物的静脉用药遵医嘱。

【用药提示】

1.地高辛

（1）不良反应：①轻度：情感淡漠、腹泻、嗜睡、头痛、肌肉无力或疲惫。这些不良反应可随着机体对药物的适应而消失。②重度：定向力障碍、乳腺增生或疼痛、幻觉、食欲缺乏、精神抑郁、恶心、心悸、严重腹痛、心率降低、呕吐、视觉紊乱。③并发病症：心律不齐、房颤。

（2）药物相互作用：①与苯巴比妥同用时，将促进肝微粒酶对本品的代谢，使之作用降低，两者合用难以掌握剂量。②与拟胆碱药、氯化氯琥珀胆碱、排钾利尿药等合用，易产生心律失常。③与苯妥英钠合用，可促进本类药的代谢与清除，降低血浆浓度；洋地黄类药物所引起的室上性及室性快速心律失常可被苯妥英钠迅速控制。④保太松类可加速本品的代谢与排泄，降低本品的血药浓度。⑤与地昔帕明同用，本类药可加重其心脏毒性作用。⑥与儿茶酚胺类、麻黄碱并用时，易引起心律失常。⑦与胍乙啶并用时，易引起房室传导阻滞。⑧与藜芦碱并用，其共有的迷走神经兴奋作用呈协同效应，可引起显著的心动过缓。⑨普萘洛尔可用于防治洋地黄类药物毒性反应所引起的室上性心动过速，但可加重本类药所引起的房室或窦房传导阻滞而引起心动过缓。⑩大剂量应用维生素D时可明显增加钙的吸收，使血钙含量上升，可增强心肌对强心苷的敏感性，若缺乏维生素D而血钙含量低时，本品的作用亦可减弱。

（3）禁用、慎用：①任何强心苷制剂的中毒患者禁用。②室性心动过速、心室颤动患者禁用。③预激综合征伴心房颤动或扑动患者禁用。④低钾血症患者慎用。⑤缺血性心脏病患者慎用。⑥急性心肌梗死患者慎用。⑦心肌炎、高钙血症患者慎用。⑧甲状腺功能减退患者慎用。⑨不完全性房室传导阻滞患者慎用。⑩肾功能损害（洋地黄毒苷可例外）患者慎用。

（4）其他：①用药与进食关系不大。与食物同服可略影响吸收速度，但吸收总量及作用不受影响。药片可以压碎，为了减轻对胃的刺激，可以饮料、水或食物送服。尽量在每天的同一时间服药。②静注时，可以不加稀释直接推注；也可以无菌注射用水、5%葡萄糖注射液或0.9%氯化钠注射液4 mL加入本品后推注。推注速度为1次量至少在5 min以上。勿注入静脉外，否则产生局部刺激与腐蚀。③每次给药前应先测心跳，如少于每分钟60次（儿童70次）则不可用药。④本品的安全限度很小。本品治疗的有效血药浓度为0.8～2 ng/mL，＞2 ng/mL即可能中毒，但房颤患者可耐受3 ng/mL。因此，应密切注意中毒症状，应每日给药后5～6 h查血药浓度1次，最好在每日用药前测试更理想。⑤在开始用药前应先查血钠、钾、镁等浓度，以后再定时复查并及时纠正电解质紊乱。⑥密切监护，注意用药效果。一般常在心律不齐时用本品，故必须以心电图观察鉴别，不可随便减量、停药或加量。⑦若必须同服抗酸药，应在服抗酸药前1 h或2 h后再服。⑧富含纤维素的食物会减少本品的吸收。⑨不同厂家的产品，其溶出度和吸收存在差异，在没有咨询医生前，不可随意更换厂家。⑩下列患者应减量应用，黏液性水肿、心律不齐恢复率后、充血性心衰伴有急性肾小球肾炎。

2.华法林

（1）不良反应：组织器官出血，根据出血的部位和程度不同有不同的表现；皮肤或其他组织的坏死；其他少见的不良反应如，过敏反应、紫癜、皮疹、水肿、皮炎、腹痛、昏睡、不适、恶心、呕吐、腹泻和头痛等。最常见的不良反应是出血，这种出血可能是非常严重的。但是，如果将INR控制在治疗窗内，出血的风险是很低的。其他罕见但值得注意的不良反应有皮肤坏死（特别是开始治疗时）和“紫趾综合征”，都需要切除坏死组织。

（2）药物相互作用：①增强本品抗凝作用的药物有：阿司匹林、水杨酸钠、高血糖素、奎尼丁、吲哚美辛、保泰松、奎宁、依他尼酸、甲苯磺丁脲、甲硝唑、别嘌醇、红霉素、氯霉素、某些氨基糖苷类抗生素、头孢菌素类、苯碘达隆、西咪替丁、氯贝丁酯、右旋甲状腺素、对乙酰氨基酚等。②降低本品抗凝作用的药物：苯妥英钠、巴比妥类、口服避孕药、雌激素、考来烯胺、利福平、维生素K类、氯噻酮、螺内酯、皮质激素等。③不能与本品合用的药物：盐酸肾上腺素、阿米卡星、维生素$B_{12}$、间羟胺、缩宫素、盐酸氯丙嗪、盐酸万古霉素等。④本品与水合氯醛合用，其药效和毒性均增强，应减量慎用。维生素K的吸收障碍或合成下降也影响本品的抗凝作用。

（3）禁用、慎用：①对香豆素类药而过敏者、严重高血压、凝血功能障碍伴有出血倾向、活动性溃疡、外伤、先兆流产、近期手术者禁用。②月经期妇女应慎用。

（4）其他：①严格掌握适应证，在无凝血酶原测定的条件时，切不可滥用本品。②个体差异较大，治疗期间应严密观察病情，并依据凝血酶原时间INR值调整用量。治疗期间还应严密观察口腔黏膜、鼻腔、皮下出血及大便隐血、血尿等，用药期间应避免不必要的手术操作，择期手术者应停药7d，急诊手术者需纠正PT-INR值≤1.6，避免过度劳累和易致损伤的活动。③由于本品系间接作用抗凝药，半衰期长，给药5～7d后疗效才可稳定。因此，维持量足够与否务必观察5～7d后方能定论。

【护理】

1.严密观察病情变化，注意有无胸痛、气促、咯血、恶心、呕吐颈静脉充盈、下肢水肿等情况。

2.卧床休息，去除诱因。

3.避免接触高原等刺激血管收缩的环境，

4.给予清淡、易于消化，高维生素饮食，保持大便通畅。

# 第十二章　感染性心内膜炎

感染性心内膜炎（Infective Endocarditis）是由病原微生物循血行途径引起的心内膜、心瓣膜或邻近大动脉内膜的感染并赘生物的形成。根据病情和病程，可分为急性感染性心内膜炎和亚急性感染性心内膜炎。急性感染性心内膜炎特征：中毒症状明显；病程进展迅速，数天至数周引起瓣膜破坏；感染迁移多见；病原体主要为金黄色葡萄球菌。亚急性感染性心内膜炎特征：中毒症状轻，病程数周至数月，感染迁移少见，病原体以草绿色链球菌多见。根据瓣膜类型感染性心内膜炎可分为自体瓣膜心内膜炎、人工瓣膜心内膜炎和静脉药物依赖性心内膜炎。也有根据以感染的病原体或受累部位来命名，如金黄色葡萄球菌性心内膜炎、真菌性心内膜炎及右心瓣膜感染性心内膜炎等。链球菌和葡萄球菌分别占自体瓣膜心内膜炎病原微生物的65%和25%。急性者，主要由金黄色葡萄球菌引起，少数由肺炎球菌、淋球菌、A族链球菌和流感杆菌等所致。亚急性者，草绿色链球菌最常见，其次为D族链球菌（牛链球菌和肠球菌），表皮葡萄球菌，其他细菌较少见。真菌、立克次体和衣原体为自体瓣膜心内膜炎的少见致病微生物。本病的潜伏期一般很短暂，自体瓣膜心内膜炎从菌血症至出现症状约在2周以内；人工瓣膜心内膜炎的潜伏期有时可长达2～5个月或更久。临床上有全身性感染、心脏受累、血管损害和免疫反应等表现。感染性心内膜炎的病原微生物近几年已有显著变化，过去最主要的草绿色链球菌减少，仅占不到50%；葡萄球菌、革兰阴性杆菌、厌氧球菌、肠球菌等所致的感染性心内膜炎呈增加趋势，真菌感染引起的也不少见。本病可见于任何年龄，尤以男性成人多发。随着侵入性器械检查和心血管手术增多，以及毒瘾者使用未经消毒的注射器和病原体的耐药，尽管临床上抗生素的应用十分普遍，但其发病率未见显著降低。近年来，尽管感染性心内膜炎诊断、抗生素治疗、外科手术治疗以及并发症处理水平已有所提高，但其致死率和致残率仍较高。因此我们应该注意感染性心内膜炎的预防和预后。

【病因】

自体瓣膜心内膜炎其致病菌中链球菌和葡萄球菌分别占65%和25%，急性者主要由金黄色葡萄球菌引起，少数由肺炎球菌、淋球菌、A族链球菌和流感杆菌等所致，亚急性者以草绿色链球菌最常见，其次为D族链球菌（中链球菌和肠球菌）表皮葡萄球菌和其他细菌较少见。人工瓣膜心内膜炎早期者（60天以内）致病菌葡萄球菌约占50%，表皮葡萄球菌明显多于金黄色葡萄球菌，其次为革兰氏阴性杆菌和真菌。晚期者（＞60天）以链球菌最常见，其中以草绿色链球菌为主；其次为葡萄球菌，以表皮葡萄球菌多见，其他有革兰氏阴性杆菌和真菌。静脉药瘾者心内膜多见于年轻男性，致病菌最常来源于皮肤，药物污染所致者少见。主要致病菌为金黄色葡萄球菌，其次为链球菌，革兰氏阴性杆菌和真菌。

【病理】

本病的基本病理变化为在心瓣膜表面附着由血小板、纤维蛋白、红细胞、白细胞和感染病原体沉着而组成的赘生物。后者可延伸至腱索、乳头肌和室壁内膜，赘生物底下的心内膜有炎症反应和灶性坏死，以后感染病原体被吞噬细胞吞噬，赘生物被纤维组织包绕，发生机化，玻璃样变和钙化，最后被内皮上皮化，但心脏各部分赘生物愈合程度不一，某处可能被愈合；而他处的炎症却处于活跃期，有些愈合后可复发，重新形成病灶，赘生物底下的心内膜可有炎症反应和灶性坏死，可形成溃疡甚至发生穿孔，腱索及乳头肌破裂，由于本病的赘生物大而脆，容易脱落成感染栓子，随体循环血流播散到身体各部产生栓塞现象，以脑、脾、肾和肢体动脉栓塞多见引起相应脏器的栓塞或脓肿，脓毒性栓子栓塞动脉血管壁的滋养血管引起动脉管壁坏死；或栓塞动脉管腔，细菌直接破坏动脉壁。管壁隐袭性扩张形成细菌性动脉瘤，为致命性并发症，由于本病可有持续性菌血症的存在，在心外的其他部位播种化脓性病灶，形成转移性脓肿，由于免疫系统的激活（细胞免疫和体液免疫系统）引起脾大，肾小球肾炎（循环中免疫复合物沉积于肾小球基膜），关节炎、腱鞘炎、心包炎和微血管炎，可引起皮肤、黏膜体征和心肌炎。

【诊断依据】

1.病史

（1）常有急性化脓性感染史及产褥热病史；

（2）有近期手术、外伤及器械检查史；

（3）可见于正常心脏，但有静脉用麻醉药物成瘾史。

2.临床表现

（1）起病急骤，主要表现为败血症的征象，如寒战、高热、多汗、衰弱、皮肤黏膜出血，休克，血管栓塞和转移性脓肿，且多能发现原发感染病灶。

（2）短期内出现心脏杂音，且杂音多变，粗糙。由于二尖瓣及主动脉瓣损害严重，产生瓣膜关闭不全，因此杂音的部位主要在心尖部和/（或）主动脉瓣听诊区，且常伴有急性心功能不全的征象，如急性左心功能不全时出现肺水肿，当病变累及三尖瓣及肺动脉瓣时，出现右心功能不全，可有颈静脉怒张，肝大，腹水及下肢浮肿等，若左、右心瓣膜均受累，可产生全心衰竭的征象。

（3）栓塞征：赘生物脱落，带菌的栓子可引起多发性栓塞和转移性脓肿，如发生在脑、脾、肾、肺时产生相应的体征。

3.实验室检查

（1）血液学检查，70%～90%的IE患者出现贫血，呈进行性，为红细胞正色素性贫血。白细胞计数可正常或轻度升高，急重症者显著升高，分类均呈核左移（心、肾衰者可有例外），循环免疫复合物（CIC）增高，γ-球蛋白增高，补体降低，病程在3周以上者类风湿因子阳性。如疑诊为立克次体，衣原体及布氏杆菌等感染可选择相应血清抗体试验。

（2）血培养是最具诊断价值的项目，并且有助于筛选抗生素。两次或两次以上血培养阳性，若排除心外感染原因，结合其他依据，可确诊IE。目前认为IE的菌血症是连续性的（持续存在），没有必要选择特定时间抽血。对未用药治疗的患者，应在用药前24～48h内至少做3次血培养，间隔至少为1h，采血量≥10mL，培养液量至少应达到血液的10倍稀释量，观察时间2～3周，对于急性IE患者，应在数小时内迅速做血培养至少3次（每次间隔不少于30min），采血后的3h内开始治疗，注意同时进行需氧和厌氧的培养，已经治疗的非急性IE病例可停抗生素1～3天再行血培养，如用过青霉素者，可在培养基中加入青霉素酶。必要时采用等渗稳定培养基或高渗培养基，有助于细胞壁缺陷的细胞恢复生长。对于营养缺陷型链球菌，培养基中应加入维生素B6或半胱氨酸等。

（3）胸部X线检查可见心脏扩大，肺淤血，肺动脉高压，右侧IE者可见肺梗死，多发肺脓肿和胸膜渗出征象。

4.其他检查

（1）心电图：多为非特异性改变，包括室性期前收缩、T波异常和各种类型的传导阻滞等。主动脉瓣环脓肿，或室间隔心肌脓肿常致Ⅱ度或Ⅱ度以上房室传导阻滞，新的阻滞导致心肌脓肿，冠状动脉栓塞，所致心肌梗死在生前有40%～60%被漏诊。伴有阻滞或梗死图形的IE预后较差。

（2）超声心动图（UCG）：UCG能检出受累瓣膜的位置，瓣膜破坏程度（有无瓣叶缩短、腱索断裂、赘生物附着和连枷样改变等），赘生物大小，有无瓣环脓肿及主动脉窦动脉瘤，还能进行心功能分析，评价瓣膜返流情况及有无人工瓣的瓣膜漏，为诊断可疑病例，识别高危患者及筛选换瓣患者提供帮助。

【用药原则】

微生物药物治疗为最重要的治疗措施：

1.早期应用，在连续送3～5次血培养后即可开始治疗。

2.充分用药，选用杀菌性抗微生物药物，大剂量和长疗程，旨在完全消灭藏于赘生物内的致病菌。

3.静脉用药为主，保持高而稳定的血药浓度。

4.病原微生物不明，急性者选用针对金黄色葡萄球菌、链球菌和革兰阴性杆菌均有效的广谱抗生素，亚急性者选用针对大多数链球菌（包括肠球菌）的抗生素。

5.已分离出病原微生物时，应根据致病微生物对药物的敏感程度选择抗微生物药物。有条件者应测定最小抑菌浓度（minimal inhibitory concentration，MIC）以判定致病菌对某种抗微生物药物的敏感程度，分为敏感、中度和耐药用以指导用药。目前国内较多医院采用纸片扩散法进行敏感测定，虽不如最小抑菌浓度精确，但仍可供参考。

有易患因素（人工瓣膜置换术后、感染性心内膜炎史、体–肺动脉分流术后、心脏瓣膜病和先天性心脏病）的患者，接受可因出血或明显创伤而致短暂性缺血症的手术和器械操作时，应予预防感染性心内膜炎的措施。

【药物选择】

1.经验治疗

（1）萘夫西林+氨苄西林 ± 庆大霉素（前1种或3种药物同时联合应用）：萘夫西林2g，每4h一次，静脉注射或滴注，加氨苄西林2g，每4h一次，静脉注射或加庆大霉素，每日160～240mg静注。（适用急性者）

（2）青霉素±庆大霉素（前1种为主或2种药物同时联合应用）：青霉素320万~400万U静滴，每4~6h一次；庆大霉素剂量同上。（适用亚急性者）

2.已知致病微生物时的治疗

（1）青霉素敏感的细菌（MIC＜0.1μg/mL）：草绿色链球菌、牛链球菌、肺炎球菌等多属此类。①首选青霉素1200万~1800万U/d，分次静脉点滴，每4h一次；②青霉素联合庆大霉素1mg/kg静脉注射或肌内注射，每8h一次；③青霉素过敏时可选择头孢曲松2mg/d，静脉注射或万古霉素30mg/（kg·d），分2次静滴，24h最大量不超过2g；所有病例均至少用药4周。

（2）对青霉素耐药的链球菌（MIC＞0.1μg/mL，＞0.5μg/mL）：①青霉素加庆大霉素，青霉素1800万U/d，分次静滴，每4h一次，用药4周；庆大霉素剂量同前，用药2周。②万古霉素剂量同前，疗程4周。

（3）肠球菌心内膜炎：①青霉素加庆大霉素，青霉素1800万~3000万U/d，分次静滴，每4h一次。庆大霉素用量同前，疗程4~6周。②氨苄西林12g/d，分次静注，每4h一次；庆大霉素剂量同前，用药4~6周，治疗过程中酌减或撤除庆大霉素以预防其毒性作用。③上述治疗效果不佳或患者不能耐受者可改用万古霉素30mg/（kg·d），分2次静脉滴注，疗程4~6周。

（4）金黄色葡萄球菌和表皮葡萄球菌（甲氧西林敏感）：①萘夫西林或苯唑西林均为2g，每4h 1次，静脉注射或点滴，用药4~6周；治疗初始3~5d加用庆大霉素，剂量同前。②青霉素过敏或无效者用头孢唑啉2g静注，每8h 1次，用药4~6周；治疗初始3~5d加用庆大霉素。③如青霉素和头孢菌素无效，可用万古霉素4~6周。

（5）金黄色葡萄球菌和表皮葡萄球菌（甲氧西林耐药）：万古霉素治疗4~6周。

（6）其他细菌：用青霉素、头孢菌素或万古霉素，加或不加氨基糖苷类，疗程4~6周。革兰阴性杆菌感染用氨苄西林2g，每4h一次，或哌拉西林2g，每4h一次，或头孢噻肟2g，每4~6h一次，或头孢他啶（头孢噻肟）2g，每8h 一次，静脉注射或滴注，加庆大霉素160~240mg/d，静脉滴注；环丙沙星200mg，每12h一次，静脉点滴也可有效。

（7）真菌感染：用静脉滴注两性霉素B，首日1mg，之后每日递增3~5mg，直至25~30mg/d，总量3~5g，应注意两性霉素的毒副作用。两性霉素用够疗程后口服氟胞嘧啶100~150mg/（kg·d），每6h一次，用药数月。

3.预防用药

（1）口腔、上呼吸道手术或操作预防药物应针对草绿色链球菌：①阿莫西林2.0g术前1h口服。②不能口服者氨苄西林2.0g术中30min内肌注或静注。③对青霉素过敏者，克林霉素600mg术前1h口服或术前30min静注；或头孢氨苄2.0g术前1h口服；或头孢唑啉1.0g术前30min静注或肌注；或头孢羟氨苄2.0g术前1h口服；或甲基红霉素500mg术前1h口服。高危患者（人工瓣、心内膜炎史或异体肺循环分流术后）术后6h需重复应用抗生素剂量。

（2）尿、生殖和消化道手术或操作预防用药针对肠球菌：①高危患者氨苄西林2.0g加庆大霉素1.5mg/kg术中30min内静注或肌注，术后6h，氨苄西林1.0g静注或肌注；或阿莫西林1.0g口服。青霉素过敏者：万古霉素1.0g术前30min静滴1～2h加庆大霉素1.5mg/kg术前30min静注或肌注。术后不必重复用药。②中危患者（瓣膜病和除外房间隔缺损的先天性心脏病）阿莫西林2.0g术前1h口服，或氨苄西林2.0g术前30min肌注或静注。青霉素过敏者万古霉素1.0g术前30min静滴1～2h。术后不必重复。

【用药提示】

1.萘夫西林（萘夫西林钠；新青Ⅲ；新青霉素Ⅲ）

（1）不良反应：可有过敏反应、恶心、呕吐、腹胀、转氨酶升高、肾功能损害等；肌肉疼痛；静注可致静脉炎。

（2）药物相互作用：与丙磺舒同用时，其排出时间延长，提高了其血药浓度并延迟较长时间。

（3）禁用、慎用：用前需做过敏试验。青霉素过敏及青霉素皮肤试验阳性患者禁用。

2.氨苄西林（氨苄西林钠）

（1）不良反应：①本品不良反应与青霉素相仿，以过敏反应较为常见。皮疹是最常见的反应，多发生于用药后5d，呈荨麻疹或斑丘疹。②亦可发生间质性肾炎。③过敏性休克偶见，一旦发生，必须就地抢救，予以保持气道畅通、吸氧及给予肾上腺素、糖皮质激素等治疗措施。④粒细胞和血小板减少偶见于应用氨苄西林的患者。⑤抗生素相关性肠炎少见，少数患者出现血清转氨酶升高。⑥大剂量氨苄西林静脉给药可发生抽搐等神经系统毒性症状。⑦婴儿应用氨苄西林后可出现颅内压增高，表现为前额隆起。

（2）药物相互作用：①本品与丙磺舒合用会延长半衰期。②氨苄西林与卡那霉素对大肠埃希菌、变形杆菌具有协同抗菌作用。③本品宜单独滴注，不可与下列药物同瓶滴注：氨基糖苷类药物、磷酸克林霉素、盐酸林可霉素、多粘菌素B、琥珀氯霉素、红霉素、肾上腺素、间羟胺、多巴胺、阿托品、葡萄糖酸钙、维生素B族、维生素C、含有氨基酸的营养注射剂和琥珀酸氢化可的松等。④别嘌醇可使氨苄西林皮疹反应发生率增加，尤其多见于高尿酸血症。⑤氨苄西林能刺激雌激素代谢或减少其肝肠循环，因而可降低口服避孕药的效果。

（3）禁用、慎用：①禁用于有青霉素过敏史或青霉素皮试阳性患者。②传染性单核细胞增多症、巨细胞病毒感染、淋巴细胞白血病、淋巴瘤患者应用本品时易发生皮疹，宜避免使用。

（4）其他：①应用本品前需详细询问药物过敏史并进行青霉素皮肤试验。②本品须新鲜配制。

3.青霉素［青霉素G（注射剂），唐西灵（注射剂）］

（1）不良反应：①过敏反应，较常见，包括荨麻疹等各类皮疹、白细胞减少、间质性肾炎、哮喘发作等和血清病型反应；过敏性休克偶见，一旦发生必须就地抢救，予以保持气道畅通、吸氧及使用。肾上腺素、糖皮质激素等治疗措施。②毒性反应，少见，但静脉滴注大剂量本品或鞘内给药时，可因脑脊液药物浓度过高导致抽搐、肌肉阵挛、昏迷及严重精神症状等（青霉素脑病），多见于婴儿、老年人和肾功能不全者。③赫氏反应和治疗矛盾。用青霉素治疗梅毒、钩端螺旋体病等疾病时可由于病原体死亡致症状加剧，称为赫氏反应；治疗矛盾也见于梅毒患者，系治疗后梅毒病灶消失过快，而组织修补相对较慢或病灶部位纤维组织收缩，妨碍器官功能所致。④二重感染，可出现耐青霉素金葡菌、革兰阴性杆菌或念珠菌等二重感染。⑤应用大剂量青霉素钠可因摄入大量钠盐而导致心衰。

（2）药物相互作用：①氯霉素、红霉素、四环霉素、磺胺类可干扰本品活性。②丙磺舒、阿司匹林、吲哚美辛、保泰松和磺胺药减少青霉素的肾小管分泌而延长血清半衰期，可增强华法林的抗凝作用。③本品与重金属，特别是铜、锌、汞呈配伍禁忌。④青霉素静脉输液中加入头孢噻吩、林可霉素、四环素、万古霉素、琥乙红霉素、两性霉素B、去甲肾上腺素、间羟胺、苯妥英钠、盐酸羟嗪、丙氯拉嗪、异丙嗪、维生素B族、维生素C族等会儿出现浑浊。⑤本品与氨基糖苷类抗生素同瓶滴注可致两者抗菌活性降低，因此不能置同一容器内给药。

4.苯唑西林［苯唑青霉素（注射剂）］

（1）不良反应：①过敏反应。荨麻疹等各类皮疹较常见，白细胞减少、间质性肾炎、哮喘发作等和血清病型反应少见；过敏性休克偶见，一旦发生，必须就地抢救，予以保持气道畅通、吸氧及使用肾上腺素、糖皮质激素等治疗措施。②静脉使用本品偶可产生恶心、呕吐和血清氨基转移酶升高。③大剂量静脉滴注本品可引起抽搐等中枢神经系统毒性反应。④有报道婴儿使用大剂量本品后出现血尿、蛋白尿和尿毒症。

（2）药物相互作用：①本品与氨基糖苷类、去甲肾上腺素、间羟胺、苯巴比妥、维生素B族、维生素C等药物存在配伍禁忌，不宜同瓶滴注。②丙磺舒可减少苯唑西林的肾小管分泌，延长本品的血清半衰期。③阿司匹林、磺胺药可抑制本品对血清蛋白的结合，提高本品的游离血药浓度。

（3）禁用、慎用：有青霉素类药物过敏史者或青霉素皮肤试验阳性患者禁用。

（4）其他：①应用本品前需详细询问药物过敏史并进行青霉素皮肤试验，皮试液为每1mL含500U青霉素，皮内注射0.05～0.1mL，经20min后，皮试结果呈阳性反应者禁用。必须使用者脱敏后应用，应随时做好过敏反应的急救准备。②青霉素水溶液在室温不稳定，20U／mL青霉素溶液30℃放置24h效价下降56%，青霉烯酸含量增加200倍，因此应用本品须新鲜配制。③大剂量使用本品时应定期检测电解质。④对诊断的干扰。应用青霉素期间，以硫酸铜法测定尿糖时可能出现假阳性，而用葡萄糖酶法则不受影响；静脉滴注本品可出现血钠测定值增高；本品可使血清丙氨酸氨基转移酶或门冬氨酸氨基转移酶升高。

5.阿莫西林［再灵（颗粒）、阿莫灵（胶囊）、益萨林（片、干糖浆、注射剂、颗粒剂）、弗莱莫星（片）、阿莫新（片、胶囊）、奈他美（速溶片）、摩林（胶囊、颗粒剂）、阿莫仙（注射剂、颗粒剂）、奥纳欣（胶囊）、宝力可（咀嚼片）、特力士（混悬液）、千安倍（胶囊、片、干糖浆、颗粒剂）、新达贝宁（胶囊、颗粒）、力可（咀嚼片）、羟氨苄青霉素（颗粒）、可莫优（胶囊、颗粒）、阿林新（分散片）、依宝林（干糖浆）、珍棒（胶囊）、强必林（胶囊、糖浆）、阿莫仙（胶囊）、克敌（注射剂）、再林（颗粒剂、干糖浆、冲剂）、安比林（注射剂）、羟氨苄青霉素（干糖浆）、日奥（咀嚼片）、海夫安（注射剂）、东元莫星（注射剂）、本原莫星（分散片）、利莎林（分散片）、天贝林（咀

嚼片）、羟氨苄（胶囊）、可力（注射剂）、强萨（注射剂）、强力邦（胶囊）、强莫（胶囊）、亚宝力可（咀嚼片）]

（1）不良反应：①恶心、呕吐、腹泻及假膜性肠炎等胃肠道反应。②皮疹、药物热和哮喘等过敏反应。③贫血、血小板减少、嗜酸性粒细胞增多等。④血清氨基转移酶可轻度增高。⑤由念珠菌或耐药菌引起的二重感染。⑥偶见兴奋、焦虑、失眠、头晕以及行为异常等中枢神经系统症状。

（2）药物相互作用：①丙磺舒可减少本品的肾小管分泌，使本品的血清半衰期延长、血浓度升高。②氯霉素、大环内酯类、磺胺类和四环素类药物在体外干扰阿莫西林的抗菌作用，但其临床意义不明。

（3）禁用、慎用：①青霉素过敏及青霉素皮肤试验阳性患者禁用。②哮喘、花粉症等过敏性疾病史者慎用。

（4）其他：①青霉素类口服药物偶可引起过敏性休克，尤多见于有青霉素或头孢菌素过敏史的患者。用药前必须详细询问药物过敏史并做青霉素皮肤试验。如发生过敏性休克，应就地抢救，予以保持气道畅通、吸氧及应用肾上腺素、糖皮质激素等治疗措施。②传染性单核细胞增多症患者应用本品易发生皮疹，应避免使用。③阿莫西林可导致采用Benedit试剂或Fehling试剂的尿糖试验出现假阳性。④疗程较长患者应检查肝、肾功能和血常规。

6.阿米卡星[丁胺卡那（注射剂）、阿米卡霉素（注射剂）、米英杰（注射剂）、安卡星（注射剂）、米丽先（注射剂）、丁胺卡那（注射剂）丁安卡那（注射剂）]

（1）不良反应：患者可发生听力减退、耳鸣或耳部饱满感；少数患者亦可发生眩晕、步履不稳等症状。听力减退一般于停药后症状不再加重，但个别在停药后可能继续发展至耳聋。本品有一定肾毒性，患者可出现血尿、排尿次数减少或尿量减少、血尿素氮、血肌酐值增高等，大多系可逆性，停药后即见减轻，但亦有个别报道出现肾衰竭。软弱无力、嗜睡、呼吸困难等神经肌肉阻滞作用少见。其他不良反应有头痛、麻木、针刺感染、震颤、抽搐、关节痛、药物热、嗜酸粒细胞增多、肝功能异常、视力模糊等。

（2）药物相互作用：①本品与其他氨基糖苷类合用或先后连续局部或全身应用，可增加耳毒性、肾毒性及神经肌肉阻滞作用。②本品与神经肌肉阻断药合用可加重神经肌肉阻滞作用，导致肌肉软弱、呼吸抑制等症状。本品与卷曲霉素、顺铂、依他尼酸、呋塞米或万古霉素（或去甲万古霉素）等合用，或先后连续局部或全身应用，可能增加耳毒性与肾毒性。③本品与头孢噻吩或头孢唑林局部或全身合用可能增加肾毒性。本品不宜与两性霉素B、头孢噻吩、磺胺嘧啶和四环素等注射剂配伍，不能在同一瓶中滴注。④本品与多粘菌素类注射剂合用或先后连续局部或全身应用，可增加肾毒性和神经肌肉阻滞作用。⑤其他肾毒性药物及耳毒性药物均不宜与本品合用或先后应用，以免加重肾毒性或耳毒性。

（3）禁用、慎用：①对本药成分及其他碳青霉烯类抗生素有过敏的患者禁用。②下列情况应慎用本品。失水可使血药浓度增高，易产生毒性反应；第8对脑神经损害，因本品可导致前庭神经和听神经损害；重症肌无力或帕金森病，因本病可引起神经肌肉阻滞作用，导致骨骼肌软弱；肾功能损害者，因本品具有肾毒性。

（4）其他：①交叉过敏，对一种氨基糖苷类过敏的患者可能对其他氨基糖苷也过敏。②在用药过程中应注意进行下列检查。尿常规和肾功能测定，以防止出现严重肾毒性反应；听力检查或听电图检查，尤其注意高频听力损害，这对老年患者尤为重要。③疗程中有条件时应监测血药浓度，尤其是新生儿、老年和肾功能减退患者。每12h给药7.5mg／kg者血峰浓度应保持在15～30μg／mL，谷浓度5～10μg／mL；每天1次给药15mg／kg者血药峰浓度应维持在（56～64）μg／mL，谷浓度应为＜1μg／mL。④对诊断的干扰。本品可使丙氨酸氨基转移酶（ALT）、门冬氨酸氨基转移酶（AST）、血清胆红素浓度及乳酸脱氢酶浓度的测定值增高；血钙、镁、钾、钠浓度的测定值可能降低。⑤氨基糖苷类与β内酰胺类（头孢菌素类与青霉素类）混合时可导致相互失活。本品与上述抗生素联合应用时必须分瓶滴注。阿米卡星亦不宜与其他药物同瓶滴注。⑥应给予患者足够的水分，以减少肾小管损害。⑦配制静脉用药时，每500mg加入氯化钠注射液或5%葡萄糖注射液或其他灭菌稀释液100～200mL。成人应在30～60min内缓慢滴注，婴儿患者稀释的液量相应减少。

7.庆大霉素［瑞贝克（缓释片）、威得（口服液）、小儿利宝（颗粒剂）、庆大（片、注射剂）］

（1）不良反应：用药过程中可能引起听力减退、耳鸣或耳部饱满感等耳毒性反应；影响前庭功能时可发生步履不稳、眩晕；也可能发生血尿、排尿次数显著减少或尿量减少、食欲减退、极度口渴等肾毒性反应。发生率较低者有因神经肌肉阻滞或肾毒性引起的呼吸困难、嗜睡、软弱无力等；偶有皮疹、恶心、呕吐、肝功能减退、白细胞减少、粒细胞减少、贫血、低血压等。全身给药合并鞘内注射可能引起腿部抽搐、皮疹、发热和全身痉挛等。少数患者停药后可发生听力减退、耳鸣或耳部饱满感等耳毒性症状，应引起注意。

（2）药物相互作用：①本药与其他氨基糖苷类合用或先后连续局部或全身应用，可能增加其产生耳毒性、肾毒性及神经肌肉阻滞作用的可能性。②本药与神经肌肉阻滞药合用，可加重神经肌肉阻滞作用，导致肌肉软弱、呼吸抑制等症状。③本药与卷曲霉素、顺铂、依他尼酸、呋塞米或万古霉素（或去甲万古霉素）等合用，或先后连续局部或全身应用，可能增加耳毒性与肾毒性。④本药与头孢噻吩、头孢唑林局部或全身合用可能增加肾毒性。⑤本药与多粘菌素类注射剂合用或先后连续局部或全身应用，可增加肾毒性和神经肌肉阻滞作用。⑥其他肾毒性及耳毒性药物均不宜与本品合用或先后连续应用，以免加重肾毒性或耳毒性。⑦氨基糖苷类与β内酰胺类（头孢菌素类与青霉素类）混合时可导致相互失活。本品与上述抗生素联合应用时必须分瓶滴注。本品亦不宜与其他药物同瓶滴注。

（3）禁用、慎用：①对本品或其他氨基糖苷类过敏者禁用。②下列情况应慎用本品：失水、第8对脑神经损害、重症肌无力或帕金森病及肾功能损害患者。

（4）其他：①交叉过敏，对1种氨基糖苷类抗生素如链霉素、阿米卡星过敏的患者，可能对本品过敏。②在用药前、用药过程中应定期进行尿常规和肾功能测定，以防止出现严重肾毒性反应。必要时做听力检查或听电图尤其高频听力测定以及温度刺激试验，以检测前庭毒性。③有条件时疗程中应监测血药浓度，并据以调整剂量，尤其对新生儿、老年和肾功能减退患者。每8h一次给药者有效血药浓度应保持在4～10μg/mL，避免峰浓度超过12μg/mL，谷浓度保持在1～2μg/mL；每24h一次给药者血药峰浓度应保持在16～24μg/mL，谷浓度应<1μg/mL。接受鞘内注射者应同时监测脑脊液内药物浓度。④不能测定血药浓度时，应根据测得的肌酐清除率调整剂量。⑤给予首次饱和剂量（1～2mg/kg）后，有肾功能不全、前庭功能或听力减退的患者所用维持量应酌减。⑥应给予患者足够的水分，以减少肾小管的损害。⑦长期应用可能导致耐药菌过度生长。⑧不宜用于皮下注射。⑨本品有抑制呼吸作用，不得静脉推注。⑩对诊断的干扰。本品可使丙氨酸氨基转移酶（ALT）、门冬氨酸氨基转移酶（AST）、血清胆红素浓度及乳酸脱氢酶浓度的测定值增高；血钙、镁、钾、钠浓度的测定值可能降低。

8.头孢噻肟[海复讯(注射剂)、赛可欣(注射剂)、凯福隆(注射剂)、治菌必妥(注射液)、菌必灭(注射剂、洗剂)、喜福德(注射剂)、新亚雅太(注射剂)、亚泰(注射剂)、迪莫隆(注射剂)、先锋德(注射剂)、泰可欣(注射剂)、凯福捷(注射剂)、赛福隆(注射剂)、凯帝龙(注射剂)、凯福欣(注射剂)、新治菌(注射剂)、泰德隆(注射剂)、治菌利尔(注射剂)、科瑞灵(注射剂)、普泰(注射剂)、安的治(注射剂)、安塞铭(注射剂)、阿法郎(注射剂)、益得林(注射剂)、瑞阳(注射剂)、特依宁(注射剂)、诺西福(注射剂)、达力隆(注射剂)、二叶赛(注射剂)]

(1)不良反应:不良反应发生率为3%~5%。多数不良反应为皮疹和药物热、静脉炎、腹泻、恶心、呕吐、食欲缺乏,ALP、BUN、谷草转氨酶、谷丙转氨酶或LDH可增高。少见白细胞减少、嗜酸性粒细胞增多或血小板减少。偶见头痛、麻木、呼吸困难和面部潮红。极少数患者可发生黏膜念珠菌病。

(2)药物相互作用:①与氨基糖苷类抗生素、强利尿药合用时,应随访肾功能。本品与氨基糖苷类不可同瓶滴注。②与阿洛西林或美洛西林合用,需适当减低本品的剂量。

(3)禁用、慎用:①对头孢菌素过敏者、有青霉素过敏性休克或即刻反应史者禁用。②有胃肠道疾病者慎用。

(4)其他:①交叉过敏反应。对1种头孢菌素或青霉素过敏者对其他头孢菌素类或青霉素也可能过敏。对青霉素或青霉胺过敏者也可能对本品过敏。②对诊断的干扰。应用本品的患者抗球蛋白(Coombs)试验可出现阳性,孕妇产前应用本品,此反应可出现于新生儿;用硫酸铜法测定尿糖可呈假阳性;血清碱性磷酸酶、血尿素氮、丙氨酸氨基转移酶、门冬氨酸氨基转移酶或血清乳酸脱氢酶值可增高。③头孢噻肟钠1.05g约相当于1g头孢噻肟,每1g头孢噻肟钠含钠量约为2.2mmol(51mg)。1g头孢噻肟溶于14mL灭菌注射用水形成等渗溶液。

9.头孢氨苄[美丰(缓释片)、福林(泡腾片)、斯宝力克(胶囊、混悬剂)、先锋Ⅳ号(片)、瑞恩克(散剂)、抗先那(胶囊)、赐福力欣(片)、先锋四号(片)、先锋霉素Ⅳ(片)、必安(胶囊)、申嘉(缓释胶囊)、西保力(胶囊)、力欣(片)]

(1)不良反应:恶心、呕吐、腹泻和腹部不适较为多见;皮疹、药物热等过敏反应;头晕、复视、耳鸣、抽搐等神经系统反应;应用本品期间偶可出现一过性肾损害;偶有患者出现血清氨基转移酶升高、Coombs试验阳性;溶血性贫血罕见,中性粒细胞减少和假膜性结肠炎也有报告。

（2）药物相互作用：①与考来烯胺合用时，可使头孢氨苄的平均血药浓度降低。②丙磺舒可延迟本品的肾排泄，也有报告认为丙磺舒可增加本品在胆汁中的排泄。

（3）禁用、慎用：①对头孢菌素过敏者及有青霉素过敏性休克或即刻反应史者禁用。②胃肠道疾病史者尤其是有溃疡性结肠炎、局限性肠炎或抗菌药物相关性肠炎者慎用。

（4）其他：①在应用本品前须详细询问患者对头孢菌素类、青霉素类及其他药物过敏史，有青霉素类药物过敏性休克史者不可应用本品，其他患者应用本品时必须注意头孢菌素类与青霉素类存在交叉过敏反应的机会有5%～7%，需在严密观察下慎用。一旦发生过敏反应，立即停用药物。如发生过敏性休克，须立即就地抢救，包括保持气道通畅、吸氧和肾上腺素、糖皮质激素的应用等措施。②有胃肠道疾病史的患者，尤其有溃疡性结肠炎、局限性肠炎或抗菌药物相关性结肠炎（头孢菌素很少产生假膜性肠炎）者以及肾功能减退者应慎用本品。③对诊断的干扰。应用本品时可出现直接Coombs试验阳性反应和尿糖假阳性反应（硫酸铜法）；少数患者的碱性磷酸酶、血清丙氨酸氨基转移酶和门冬氨酸氨基转移酶皆可升高。④当每天口服剂量超过4g（无水头孢氨苄）时，应考虑改注射用头孢菌素类药物。应用本品可出现直接Coombs试验阳性反应和尿糖假阳性反应；少数患者的碱性磷酸酶、血清丙氨酸氨基转移酶和门冬氨酸氨基转移酶皆可升高。

10.头孢羟氨苄

（1）不良反应：本品不良反应以恶心、上腹部不适等胃肠道反应为主，少数人有恶心、食欲减退、皮疹等，停药后自行消失。

（2）药物相互作用：丙磺舒可提高本品血药浓度，延缓肾排泄。

（3）禁用、慎用：①对本品及头孢类抗生素过敏者禁用。②有胃肠道疾病史的患者，尤其有溃疡性结肠炎、局限性肠炎或抗菌药物相关性结肠炎（头孢菌素很少产生假膜性肠炎）者慎用。

（4）其他：①在应用本品前须详细询问患者对头孢菌素类、青霉素类及其他药物过敏史，有青霉素类药物过敏性休克史者不可应用本品，其他患者应用本品时必须注意头孢菌素类与青霉素类存在交叉过敏反应的机会有5%～7%，需在严密观察下慎用。一旦发生过敏反应，立即停用药物。如发生过敏性休克，须立即就地抢救，包括保持气道通畅、吸氧和肾上腺素、糖皮质激素的应用等措施。②应用头孢羟氨苄时可出现直接Coombs试验阳性反应和尿糖假阳性反应（硫酸铜法）；少数患者的碱性磷酸酶、血清丙氨酸转移酶、门冬氨基酸转移酶和碱性磷酸酶可有短暂性升高。

11.万古霉素［盐酸万古霉素（胶囊、注射剂）、凡可霉素、稳可信、盐酸去甲万古霉素（注射剂）］

（1）不良反应：①发生率较少者为：听力减退、耳鸣或耳部饱满感（耳毒性）、血尿、呼吸困难、嗜睡、尿量或排尿数显著增多或减少、食欲减退、恶心呕吐、异常口渴、软弱。②红颈综合征发生率低，多见于快速大剂量静滴之后，症状有食欲缺乏、寒战或发热、昏厥、瘙痒、恶心或呕吐、心跳加速、皮疹面红、颈部、背肩部发红或麻刺感。③药液外漏，可引起剧痛和组织坏死。

（2）药物相互作用：①氨基糖苷类、两性霉素B注射液、阿司匹林、其他水杨酸盐、杆菌肽（注射）布美他尼注射液、卷曲霉素、卡莫司汀、顺铂、环孢素、依他尼酸注射液、呋塞米注射液等药物与去甲万古霉素合用或先后应用，可增加耳毒性或肾毒性，可能发生听力减退，即使停药后仍可能继续进展到耳聋。反应呈可逆性，但通常呈永久性。②抗组胺药、布克利嗪、赛克力嗪，曲美苄胺等与本品合用时，可能掩盖耳鸣、头昏、眩晕等耳毒性症状。③本药与碱性溶液有配伍禁忌，遇重金属可发生沉淀。

（3）禁用、慎用：对万古霉素类抗生素过敏者禁用。

（4）其他：①本品不可肌内注射，也不宜静脉推注。②静脉滴注速度不宜过快，每次剂量（0.4～0.8g）应至少用200mL 5%葡萄糖注射液或氯化钠注射液溶解后缓慢滴注，滴注时间宜在1h以上。③对诊断的干扰，血尿素氮可能增高。④治疗期间应定期检查听力，尿液中蛋白、管型、细胞数及测定尿相对密度等。

12.克林霉素［隆格新（葡萄糖）（注射剂）、正安达林（片、胶囊）、可林（胶囊）、天方力泰（葡萄糖）（注射剂）、普耐同（注射剂）、克林美（注射剂）、力派（注射剂）、丽珠灵（胶囊）、万可宁（胶囊）、特丽仙C（胶囊）、正安达琳（胶囊）、良辰（注射剂）、益君定（注射剂）、可尔生（棕榈酸）（盐酸）（颗粒剂）、恩世欧意（胶囊）、诺宜（胶囊）、诺沙（分散片）、林荣（氯化钠）（注射剂）、华舒（氯化钠）（注射剂）、力弘（注射剂）、德保先（胶囊）、索宁（葡萄糖）（注射剂）、先清（氯化钠）（注射剂）、健奇（磷酸酯）（注射剂）、海迈可（氯化钠）（注射剂）、凯甫菲（注射剂）、汤尼威（葡萄糖）（注射剂）、福德（注射剂）、恒新（磷酸酯）（注射剂）、妥林（磷酸酯）（注射剂）、金格多那（磷酸酯）（注射剂）、德宝生（磷酸酯）（注射剂）、博乐（注射剂）、札威（注射剂）、恒新（氯化钠）（注射剂）、福德（注射剂）、长富（氯化钠）（注射剂）、特丽仙（胶囊、注射剂）、特立仙（注射剂）、可欣林（注射剂）]

（1）不良反应：①胃肠道反应，偶见恶心、呕吐、腹痛及腹泻；②过敏反应，少数患者可出现药物性皮疹；③对造血系统基本无毒性反应，偶可引起中性粒细胞减少，嗜酸性粒细胞增多，血小板减少等，一般轻微为一过性；④少数患者可发生一过性碱性磷酸酶、血清转氨酶轻度升高及黄疸；⑤极少数患者可产生假膜性结膜炎。

（2）药物相互作用：①本品与神经肌肉阻断药、中枢性麻醉药、阿片类具呼吸抑制作用的镇痛药合用，可使神经肌肉阻断现象和呼吸抑制现象加强；而与抗肌松药合用可使抗肌松作用减弱。②氯霉素和红霉素均可置换或阻止克林霉素与细菌核糖体50S亚基的结合，故不宜与本品合用。③本品与庆大霉素、多粘菌素合用，可能使抗菌作用增强。

（3）禁用、慎用：①对林可霉素类及林可霉素过敏者禁用。②下列情况应慎用。肠道疾病或有既往史者，特别如溃疡性结肠炎、局限性肠炎或抗生素相关肠炎。

（4）其他：①患者对林可霉素过敏时有可能对克林霉素也过敏。②对诊断的干扰，服药后血清丙氨酸氨基转移酶和门冬氨酸氨基转移酶可有增高。③用药期间须密切注意大便次数，如出现排便次数增多，应注意假膜性肠炎的可能，须及时停药并做适当处理。④处理克林霉素所致的假膜性肠炎，轻症单独停药可望有效，中等至重症患者需纠正水、电解质紊乱。如经上述处理，病情无明显好转时，则应给甲硝唑口服250～500mg，3次/d。如复发时可再用甲硝唑口服，仍无效时可改用万古霉素（或去甲万古霉素）口服，成人每天0.5～2.0g，分3或4次服用。⑤肾功能减退患者（除重度减退者外），本品用量一般无需减少。患者有严重肾功能和（或）肝功能减退，采用本品时需做血清药物浓度监测。⑥本品偶可引起对本品不敏感的微生物过度增生，特别是真菌，所以应用时需注意二重感染的发生。

13.克拉红霉素（克拉霉素、甲基红霉素、克拉红霉素、6-氧甲基红霉素、卡斯迈欣）

（1）不良反应：胃肠不适（如恶心、胃灼热、腹痛或腹泻）、头痛和皮疹等。

（2）药物相互作用：本药与地高辛、茶碱、抗凝药（口服）、双氢麦角碱、三唑仑等合用使血药浓度上升，作用加强；对卡马西平、环孢霉素、苯妥英钠也可因类似阻滞代谢，作用加强，应予注意调整剂量。

（3）禁用、慎用：①对大环内酯类药物过敏者，妊娠、哺乳或严重肝功能低下者禁忌。②某些心脏病（指心律失常、心动过缓、QT间期延长、缺血性心脏病、充血性心力衰竭等）患者及水电解质紊乱患者，也应列为禁忌。③肝、肾功能严重损害者应慎用。

14.两性霉素B

（1）不良反应：①静滴过程中或静滴后发生寒战、高热、严重头痛、食欲缺乏、恶心、呕吐，有时可出现血压下降、眩晕等。②几乎所有患者在疗程中均可出现不同程度的肾功能损害，尿中可出现红细胞、白细胞、蛋白和管型，血尿素氮和肌酐增高，肌酐清除率降低，也可引起肾小管性酸中毒。③低钾血症，由于尿中排出大量钾离子所致。④血液系统毒性反应有正常红细胞性贫血，偶可有白细胞或血小板减少。⑤肝毒性，较少见，可致肝细胞坏死，急性肝功能衰竭亦有发生。⑥心血管系统反应如静滴过快时可引起心室颤动或心搏骤停。此外本品所致的电解质紊乱亦可导致心律失常的发生。本品静滴时易发生血栓性静脉炎。⑦神经系统毒性反应，鞘内注射本品可引起严重头痛、发热、呕吐、颈项强直、下肢疼痛及尿潴留等，严重者可发生下肢截瘫等。⑧过敏性休克、皮疹等变态反应偶有发生。

（2）药物相互作用：①肾上腺皮质激素，此类药物在控制两性霉素B的药物不良反应时可合用，但一般不推荐两者同时应用，因可加重两性霉素B诱发的低钾血症。如需同用时则肾上腺皮质激素宜用最小剂量和最短疗程，并需监测患者的血钾浓度和心脏功能。②洋地黄苷，本品所致的低钾血症可增强潜在的洋地黄毒性。两者同用时应严密监测血钾浓度和心脏功能。③氟胞嘧啶与两性霉素B具协同作用，但本品可增加细胞对前者的摄取并损害其经肾排泄，从而增强氟胞嘧啶的毒性反应。④本品与吡啶类抗真菌药如酮康唑、氟康唑、伊曲康唑等在体外具有拮抗作用。⑤氨基糖苷类、抗肿瘤药物、卷曲霉素、多粘菌素类、万古霉素等肾毒性药物与本品同用时可增强其肾毒性。⑥骨髓抑制药、放射治疗等可加重患者贫血，与两性霉素B合用时宜减少其剂量。⑦本品诱发的低钾血症可加强神经肌肉阻断药的作用，两者同用时需监测血钾浓度。⑧尿液碱化药可增强本品的排泄，并防止或减少肾小管酸中毒发生的可能。

（3）禁用、慎用：对本品过敏者禁用。

（4）其他：①治疗期间定期严密随访血、尿常规，肝、肾功能，血钾，心电图等；如血尿素氮或血肌酐明显升高时，需减量或暂停治疗，直至肾功能恢复。②为减少本品的不良反应，给药前给解热镇痛药和抗组胺药，如吲哚美辛和异丙嗪等，同时可给予琥珀酸氢化可的松25～50mg或地塞米松2～5mg一同静脉滴注。③本品治疗如中断7d以上者，需重新自小剂量（0.25mg/kg）开始逐渐增加至所需量。④本品宜缓慢避光滴注，每次滴注时间至少6h。⑤药液滴注时避免外漏，因本品可致局部刺激。

15.氟胞嘧啶［安确治（注射剂）］

（1）不良反应：①本品可致恶心、呕吐、厌食、腹痛、腹泻等胃肠道反应。②皮疹、嗜酸性粒细胞增多等变态反应。③肝毒性反应可发生，一般表现为血清氨基转移酶一过性升高，偶见血清胆红素升高，肝大者甚为少见。④可致白细胞或血小板减少，偶可发生全血细胞减少，骨髓抑制和再生障碍性贫血。合用两性霉素B者较单用本品为多见，此不良反应的发生与血药浓度过高有关。⑤偶可发生暂时性神经精神异常，表现为精神错乱、幻觉、定向力障碍和头痛、头晕等。

（2）药物相互作用：①阿糖胞苷可通过竞争抑制激活本品的抗真菌活性。②本品与两性霉素B具协同作用，两性霉素B亦可增强本品的毒性，此与两性霉素B可使细胞摄入药物量增加以及肾排泄受损有关。③同时应用骨髓抑制药物可增加毒性反应，尤其是造血系统不良反应。

（3）禁用、慎用：①对本品过敏患者禁用。②骨髓抑制、血液系统疾病或同时接受骨髓抑制药物者慎用。

（4）其他：①单用本品在短期内可产生真菌对本品的耐药菌株。治疗播散性真菌病时通常与两性霉素B联合应用。②肾功能损害，尤其是与两性霉素B或其他肾毒性药物同用时。③用药期间应进行下列检查。造血功能，需定期检查周围血象。肝功能，定期检查血清氨基转移酶、碱性磷酸酶和血胆红素等。肾功能，定期检查尿常规、血肌酐和尿素氮。肾功能减退者需监测血药浓度，峰浓度不宜超过80mg/L，以40～60mg/L为宜。④定期进行血液透析治疗的患者，每次透析后应补给37.5mg/kg的1次剂量。腹膜透析者每日补给0.5～1.0g。

【护理】

1.密切观察病情变化，注意体温，高热时给予冰敷或冰水灌肠降温。若高热出现神昏谵语，可给予安宫牛黄丸1丸，口服或鼻饲。

2.注意患者口腔的清洁、皮肤卫生。

3.给予富有营养，易于消化的饮食，病重时应给予流质或半流质饮食，发生心力衰竭时应低盐饮食。

# 第十三章　脑血栓

脑血栓形成是脑梗死最常见的类型，是脑动脉主干或皮质支动脉粥样硬化导致血管增厚、管腔狭窄闭塞和血栓形成，引起脑局部血流减少或供血中断，脑组织缺血缺氧导致软化坏死，出现局灶性神经系统症状体征。脑梗死是缺血性卒中的总称，包括脑血栓形成、腔隙性梗死和脑栓塞等，约占全部脑卒中的70%，是脑血液供应障碍引起缺血、缺氧导致局限性脑组织缺血性坏死或脑软化。动脉粥样硬化是本病基本病因，导致动脉粥样硬化性脑梗死，常伴原发性高血压，与动脉粥样硬化互为因果，糖尿病和高脂血症也可加速动脉粥样硬化的进程。某些脑梗死病例虽经影像学证实，但很难找到确切病因，可能的病因包括脑血管痉挛、来源不明的栓子、抗磷脂抗体综合征、蛋白C和蛋白S异常、抗凝血酶Ⅲ缺乏、纤溶酶原激活物不全释放伴发高凝状态等。该病多见于中老年，常在安静或睡眠中发病，部分病例有短暂性脑缺血发作（TIA）前驱症状如肢麻、无力等，局灶性体征多在发病后10余小时或1～2d达到高峰，患者意识清楚或有轻度意识障碍，CT或MRI检查发现梗死灶可以确诊。

【病因】

脑血栓形成是缺血性脑血管病的一种，多见于中老年人，无明显性别差异，它是由于脑血管壁本身的病变引起的。

脑血栓形成一般起病较缓慢，从发病到病情发展到高峰，多需数十小时至数天。这种病常在睡眠中或安静休息时发生。一些患者往往睡前没有任何先兆症状，早晨醒来时发现偏瘫或失语，这可能与休息时血压偏低、血流缓慢有关，但也有一些在白天发病的患者，常有头昏、肢体麻木无力及短暂性脑缺血发作等前驱症状。

脑血栓形成最常见的病因是动脉硬化，由于脑动脉硬化，管腔内膜粗糙、管腔变窄，在某些条件下，如血压降低、血流缓慢或血液黏稠度增高、血小板聚集性增强等因素的作用下，凝血因子在管腔内凝集成块，形成血栓，使血管闭塞，血流中断，从而使血管供血区的脑组织缺血、缺氧、软化、坏死而发病。

【症状体征】

1.呈突然起病，常开始于一侧上肢，然后在数小时或一二天内其神经功能障碍症状进行性累及该侧肢体的其他部分。

2.多数不伴头痛、呕吐等颅内高压症状，较大动脉闭塞后数日内发生的继发性脑水肿可使症状恶化并导致意识障碍，严重脑水肿还可引起致命性的颅内结构移位（脑疝）的危险。

3.大脑中动脉及其深穿支　最易受累，出现对侧偏瘫（程度严重）、偏侧麻木（感觉丧失）、同向偏盲，主侧半球（通常为左侧）受累时可表现失语，非优势半球受累时则发生失用症。

4.颈内动脉　可引起同侧眼失明，其他症状常常与大脑中动脉及其深穿支闭塞后出现的症状体征难于鉴别。

5.大脑前动脉　不常见，一侧可引起对侧偏瘫（下肢重，上肢轻）、强握反射及尿失禁。双侧受累时可引起情感淡漠、意识模糊，偶可出现缄默状态及痉挛性截瘫。

6.大脑后动脉　可有同侧偏盲、对侧偏身感觉丧失、自发的丘脑性疼痛或突然发生不自主的偏身抽搐症；优势半球受累时可见失读症。

7.椎基底动脉　眼球运动麻痹、瞳孔异常、四肢瘫痪、进食吞咽困难、意识障碍甚至死亡。

【辅助检查】

1.脑电图　两侧不对称，病灶侧呈慢波、波幅低及慢的 α 节律。

2.脑血管造影　显示动脉狭窄、闭塞及病灶周围异常血管等。

3.脑超声波　病后24小时可见中线波向对侧移位。

4.CT扫描　梗死部位血管分布区域出现吸收值降低的低密度区。

5.血液流变学　全血黏度增高，血小板聚集性增强，体外血栓长度增加。

【诊断】

1.发病年龄较高，有动脉硬化及高血压等中风危险因素或有过短暂发作。

2.多静态发病，在睡眠中或睡醒后出现症状，常逐渐加重。多无剧烈头痛及意识障碍，偏瘫、失语体征明显。

3.CT扫描可见脑缺血病变的低密度区域（发病6小时以内多正常）。脑血管造影可显示血栓部位、程度及侧支循环情况。多普勒可检测脑血流情况，有助于诊断。进行血尿常规、血糖、血脂、血流变、心电图等项检查，以便同脑出血、脑栓塞等鉴别。

【用药原则】

脑梗死的治疗不能一概而论，应根据不同的病因、发病机制、临床类型、发病时间等确定针对性强的治疗方案，实施以分型、分期为核心的个体化治疗，在一般内科支持治疗的基础上，可酌情选用改善脑循环、脑保护、抗脑水肿、降颅压等措施。通常按病程可分为急性期（1个月），恢复期（2～6个月）和后遗症期（6个月以后）。重点是急性期的分型治疗，包括维持生命功能和处理并发症。超早期溶栓治疗以恢复梗死区血流灌注，减轻神经元损伤，挽救缺血半暗带为主。为防止血栓扩展、进展性卒中、溶栓治疗后再闭塞等可以短期应用抗凝治疗。很多证据显示，脑梗死急性期血浆中凝血因子Ⅰ和血液黏滞度增高。蛇毒制剂可以显著降低血浆凝血因子Ⅰ水平，尚有增加纤溶活性及抑制血栓形成作用，更适用于合并高凝血因子Ⅰ血症患者。抗血小板治疗可降低死亡率和复发率，但溶栓或抗凝治疗时不要同时应用，可增加出血风险。脑梗死急性期不宜使用或慎用血管扩张药，因缺血区血管呈麻痹及过度灌流状态，可导致脑内淤血加重脑水肿。脑卒中急性期不宜使用脑细胞营养剂脑活素等，可使缺血缺氧脑细胞耗氧增加，加重脑细胞损伤，宜在脑卒中亚急性期（2～4周）使用。腔隙性脑梗死不宜脱水，大、中梗死应积极抗脑水肿降颅压，防止脑疝形成。在＜6h的时间窗内，有适应证者可行溶栓治疗。

脑梗死是缺血所致，恢复或改善缺血组织的灌注成为治疗的重心，应贯穿于全过程，以保持良好的脑灌注压。对有明确的缺血性卒中危险因素如高血压、糖尿病、冠心病、心房颤动和颈动脉狭窄等应尽早进行预防性治疗，以减少复发率和降低病残率。

【药物选择】

1.溶栓治疗　用尿激酶或重组组织型纤溶酶原激活物等进行溶栓治疗，用药方法遵医嘱。

2.降纤治疗　可以巴曲酶等注射剂静脉给药，其他降纤制剂如蚓激酶等临床也有应用。

3.抗凝治疗　可选用肝素和低分子肝素，用药方法遵医嘱。

4.抗血小板制剂　阿司匹林：推荐剂量阿司匹林150～300mg／d，4周后改为预防剂量。

5.中药治疗　动物实验已经显示一些中药单成分或者多种药物组合如丹参、川芎嗪、三七、葛根素、银杏叶制剂等可以降低血小板聚集、抗凝、改善脑血流、降低血黏滞度。临床经验也显示对缺血性卒中的预后有帮助。但是，目前没有大样本、随机对照研究显示临床效果和安全性。

6.神经保护药　已经进行了许多实验和临床研究，探讨了各种神经保护药的效果，不少神经保护药在动物实验时有效，但缺乏有说服力的大样本临床观察资料。目前常用的有胞磷胆碱（静脉给药）、吡拉西坦（口服：800～1600mg，3次/d，4～8周为1个疗程，餐后服）、钙通道阻滞剂尼莫地平等。

【用药提示】

1.吲激酶、阿司匹林、尼莫地平。

2.吡拉西坦［脑复康（片、胶囊、注射剂）、诺多必（片、胶囊、注射剂）、思泰（口服液）、乙酰胺吡咯烷酮（片）、恩欣（片）、普畅博（片）、脑复康（片）］。

（1）不良反应：①神经系统常见神经质、易兴奋、头晕、头痛和睡眠障碍。这些症状均不很重，且与服用剂量大小无关。亨廷顿舞蹈症患者，服用吡拉西坦可以加重症状。②消化道常见恶心、腹部不适、食欲缺乏、腹胀、腹痛。症状的轻重与服药剂量直接相关。偶见轻度肝功能损害，表现为轻度氨基转移酶升高，但与药物剂量无关。

（2）药物相互作用：①本品与华法林等抗凝药联用，可延长凝血酶原时间，抑制血小板聚集。应特别注意监测凝血时间，预防出血，并调整抗凝血药的剂量。②吡拉西坦不宜与拟胆碱药合用。

（3）禁用、慎用：禁用于①亨廷顿舞蹈症，吡拉西坦可以加重症状。②对吡拉西坦过敏者。③锥体外系疾病。甲状腺功能减退或补充甲状腺素治疗时。

（4）其他：①中毒：吡拉西坦12mg，2次/d，可中度改善酒精中毒引起的认知功能障碍。②阵挛：初始剂量为2～4g，3次/d，以后在10～15d内剂量逐渐增加到每天18～24g。与其他抗肌阵挛药联合使用治疗多种肌阵挛有效。性状发生改变时禁用。

【护理】

1.心理护理

脑血栓形成的患者大部分有不同程度的言语、运动功能障碍，心理和情感障碍等。本病好发于中年以后，多见于50～60岁以上患有动脉粥样硬化者，多伴有高血压、冠心病和糖尿病，男性多于女性。通常患者可有某些未加注意的前驱症状，如头昏、头痛等，少数患者病前曾患有TIA史，多数患者在安静、休息时发病。据临床统计100例脑血栓形成的患者中，出现偏瘫者95例，占95%；经过系统健康治疗，生活能自理80例，占偏瘫人数84%以上。

脑血栓形成的患者由于病情发展快、恢复期较漫长，患者常产生焦虑不安、低落、悲观失望、厌倦等情绪。首先了解患者的希望和期待，患者希望能被医务人员尊重和重视、期待安全可靠的诊疗护理，医务人员应给予这方面的满足；建立舒适安静方便的休养环境，可减轻久卧病床患者的身心疲惫和减少行动不便带来的烦恼和沮丧；给予周到细致的生活护理，帮助患者协调其社会生活，用护理技巧填补患者的体力、智力和意志方面的缺陷，促进自主生活的恢复，树立战胜疾病的信心。

脑血栓的后遗症中最多见的就是偏瘫。偏瘫指一侧肢体肌力减退、活动不利或完全不能活动。脑血栓患者偏瘫发生在脑部病变的对侧，如果是左侧的脑出血或脑梗死，引起的是右侧的偏瘫，反之亦然。偏瘫患者还常伴有同侧肢体的感觉障碍，如冷热不知、疼痛不觉；有时还有同侧的视野缺损，表现为平视前方时看不到瘫痪侧的物品或人，一定要将头转向瘫痪侧才能看到。以上这三种症状，总称为“三偏”。

当脑血栓发生在左侧时，言语功能有时会受到影响。运动性失语表现为患者听懂别人的话语，但不能表达自己的意思，只能说一些简单而不连贯的单字，旁人不能理解。感觉性失语，即语言表达无障碍，但听不懂别人的话，也听不懂自己所说的话，表现为答非所问。

脑血栓的范围较大或多次复发后，不少患者会有精神和智力的障碍，表现为记忆力和计算力下降、反应迟钝、不能看书写字，最后发展为痴呆，连吃饭、大小便均不能自理。患者还会出现胡言乱语、抑郁狂躁、哭笑无常等病态人格。

脑血栓的患者要经常饮水，尤其在清晨和晚间，清晨饮水可冲淡胃肠道，水分进入血液后，随活动以汗液和尿液的形式排出体外。晚间活动量小，睡眠前饮水的最大好处是可以稀释血液，防止血栓栓塞。

脑血栓应尽早及时地治疗，这对于降低死亡率、减轻后遗症、促进功能恢复有着重要意义。急性期的治疗原则是改善脑循环、防治脑水肿、治疗并发症。恢复期主要是康复锻炼（很重要）、康复理疗（例如针灸、按摩）等。

2.饮食护理

（1）限制脂肪摄入量：每日膳食中要减少总的脂肪量，增加多不饱和脂肪酸，减少动物脂肪，使P/S比值达到1.8以上，以减少肝脏合成内源性胆固醇。烹调时不用动物油，而用植物油，如豆油、花生油、玉米油等，用量每人每日25克，每月在750克以内为宜。要限制食物的胆固醇，每日每人应在300毫克以内，也就是说，每周可吃3个蛋黄。

（2）控制总热量：如果膳食中控制了总脂肪的摄入，血脂是会下降的，肥胖或超重患者的体重也会下降，最好能够达到或维持理想体重，这样对全身各内脏的生理功能有益。

（3）适量增加蛋白质：由于膳食中的脂肪量下降，就要适当增加蛋白质。可由瘦肉，去皮禽类提供，可多用鱼类，特别是海鱼，每日要吃一定量的豆制品，如豆腐，豆干，对降低血液胆固醇及血液黏滞有利。

（4）限制精制糖和含糖类的甜食：包括点心、糖果和饮料的摄入。随着饮料工业的发展，各种含糖饮料不断增加，当地多饮用含糖饮料后，体内的糖会转化成脂肪，并在体内蓄积，仍然会增加体重、血糖、血脂及血液黏滞度，对脑血栓的恢复极为不利，所以也要控制饮料的应用。如脑血栓的患者同时患有糖尿病并应用降糖药而产生低血糖时，可适当饮用饮料以防止血糖继续下降，当一过性低血糖缓解后，就不要再饮甜饮料了。现在许多厂家生产保健型饮料，其中以低糖饮料为主。用一些甜味剂来替代蔗糖，受到了人们的欢迎，满足了喜甜食人的要求和口感。常见的甜味剂有阿斯巴甜，甜菊甙等。其甜度是蔗糖的几十倍，用量小，不产生热量、无毒、体内不吸收，能够从肾脏随尿液排出体外。许多动物实验证明，阿斯巴甜无致癌性。可以放在溶液和面点制作中。

（5）限盐：脑血栓的患者有的合并高血压病，食盐的用量要小，要采用低盐饮食，每日食盐3克，可在烹调后再加入盐拌匀即可。

（6）注意烹调方法：如果在烹调中放入盐，烹调出来的菜仍然很淡，难以入口。为了增加食欲，可以在炒菜时加一些醋、番茄酱、芝麻酱。食醋可以调味外，还可加速脂肪的溶解，促进消化和吸收，芝麻酱含钙量高，经常食用可补充钙，钙离子可增加血管内皮的致密性，防止脑出血有一定好处。

（7）脑血栓的患者要经常饮水：尤其在清晨和晚间，清晨饮水可冲淡胃肠道，水融入血液后，随活动以汗液和尿液的形式排出体外。晚间活动量小，睡眠前饮水的最大好处是可以稀释血液，防止血栓栓塞。

# 第十四章　脑栓塞

脑栓塞是各种栓子随血流进入颅内动脉使血管腔闭塞，引起相应供血区脑组织缺血坏死及脑功能障碍。栓塞性脑梗死约占脑梗死的15%。60%～75%的脑栓塞病起病瞬间即达到高峰，多呈完全性卒中，起时发生癫痫发作较常见。如患者有心瓣膜病、心内膜炎、心脏肥大、心律失常或多灶性脑梗死等体征，可提示为心源性栓子。

【病因病理】

脑栓塞的病因及发病机制依据栓子的来源分为三类。

1.心源性　最常见，占脑栓塞的60%～75%脑栓塞通常是心脏病的重要表现之一。最多见的直接原因是慢性心房纤颤；在青年人中，风湿性心脏病仍是并发脑栓塞的重要原因；感染性心内膜炎时瓣膜上的炎性赘生物脱落。心肌梗死或心肌病的附壁血栓、二尖瓣脱垂、心脏黏液瘤和心脏外科手术的并发症等亦常引起。先天性心脏病房室间隔缺损者，来自静脉系统的栓子亦可引起反常栓塞。

2.非心源性　主动脉弓及其发出的大血管的动脉粥样硬化斑块和附着物脱落，引起的血栓栓塞现象也是引起短暂性脑缺血发作和脑梗死的较常见的原因。其他较少见的还可有：肺静脉血栓或血凝块、肺部感染、败血症可引起脑栓塞，长骨骨折或手术时脂肪栓和气栓，血管内诊断治疗时的血凝块或血栓脱落，癌性栓子，寄生虫虫卵栓子，异物栓子。肾病综合征高凝状态亦可发生脑栓塞。

3.来源不明　约30%脑栓塞不能确定原因。

成人脑血流量约占心排血量的20%，脑栓塞发病率可占全身动脉栓塞的50%。推测来自心脏的第一个栓子几乎90%停驻在脑部，脑栓塞常是全身动脉栓塞性疾病的最初表现，只要栓子的来源不消除，脑栓塞就可能反复发生，约2/3脑栓塞的复发是发生在首次脑栓塞后的1年之内。

【临床表现】

1.任何年龄均可发病，风湿性心脏病引起者以中青年为多，冠心病及大动脉病变引起者以中老年居多。

2.通常发病无明显诱因，安静与活动时均可发病，以活动中发病多见。起病急骤是本病的主要特征。在数秒钟或很短的时间内症状发展至高峰。多属完全性卒中，个别患者可在数天内呈阶梯式进行性恶化，为反复栓塞所致。

3.常见的临床症状为局限性抽搐、偏盲、偏瘫、偏身感觉障碍、失语等，意识障碍常较轻且很快恢复。严重者可引起昏迷、全身抽搐，可因脑水肿或颅内压增高，继发脑疝而死亡。

【诊断依据】

1.症状表现　起病急；有风湿性心脏病或颈部动脉重度粥样硬化等栓子来源或身体其他部位（视网膜、肾、脾）栓塞的证据；突然出现、很快达高峰的对侧偏瘫（程度严重）、偏侧麻木（感觉丧失）、同向偏盲、失语、失用症、眩晕、复视、眼球运动麻痹、共济失调、交叉瘫、瞳孔异常、四肢瘫痪、进食吞咽困难、意识障碍等脑动脉闭塞性综合征。颅脑CT检查阳性或符合血管分布的单或多部位脑组织低密度或颅脑核磁共振检查见符合血管分布的缺血或水肿性病灶。

2.病史及症状　多有心脏病史，或以往可有脑栓塞史，突然发病，无先兆，常见症状为偏瘫或单瘫、癫痫发作、感觉障碍和失语，有时可迅速昏迷和出现急性颅内压增高症状。病史询问应注意起病的急缓，主要症状，有无类似发作病史及其他系统疾病史。

3.体检发现　常有失语、偏瘫或单瘫、感觉障碍、昏迷等局灶性神经体征。依栓塞血管的不同，可出现其他局灶性神经系统体征和身体其他部位血管栓塞以及原发病的体征。

【辅助检查】

1.体格检查时要注意确定有无心脏疾病、高血压、红细胞增多症、感染等引起脑血管闭塞性疾病；详细的神经系统检查有助于闭塞血管的定位；

2.颅脑CT检查以便确诊并对梗死部位、范围做出准确判断；起病在24~48小时以内、CT检查正常的患者可选择颅脑核磁共振成像（MRI）检查，其可较早地、更为准确地显示脑梗死及脑水肿的部位、范围，并有助于脑梗死的病因诊断；

3.正电子发射电子脑X线断层扫描（ECT）、脑血管多普勒超声检查以了解不同脑血管的血流情况及局部血管壁变化情况。颅脑核磁共振血管造影（MRA）和数位减影血管造影（DSA）有助于阻塞血管的定位诊断及病因诊断；

4.三大常规、肝肾功能检查以便了解患者其他脏器的功能情况；

5.心电图、超声心动图、血脂、血细菌培养、血液学检查等以便病因诊断和治疗。

鉴别：应注意与脑出血鉴别；昏迷者须排除可引起昏迷的其他全身性或颅内疾病；与其他原因所致的症状性癫痫鉴别。

【用药原则】

1.一般治疗 与脑血栓形成相同，颈内动脉或大脑中动脉栓塞可导致大面积梗死，引起严重脑水肿和继发性脑疝，小脑梗死也易发生脑疝，应积极脱水、降颅压治疗，必要时手术治疗。房颤患者可用抗心律失常药物治疗；心源性栓塞发病后数小时内可用血管扩张药罂粟碱，麦全冬定或尼可占替诺静脉滴注，可能收到较满意的疗效；也可采用脑保护性治疗。

2.抗凝治疗 预防随后发生栓塞性卒中、房颤或有再栓塞风险的心源性病因，动脉夹层或高度狭窄的患者可用肝素预防再栓塞或栓塞继发血栓形成，治疗中要定期监测凝血功能并调整剂量。抗血小板聚集药阿司匹林也可试用，可能预防再栓塞。

3.气栓的处理 患者应取头低、左侧卧位，如为减压病应尽快行高压氧治疗，减少气栓，增加脑含氧量，气栓常引起癫痫发作，应严密观察并抗癫痫治疗。脂肪栓处理可用扩容药、血管扩张药静脉滴注。感染性栓塞需选用足量抗生素治疗。

【药物选择】

口服用药：华法林、阿司匹林等。

【护理】

1.心理护理 发生脑梗死的患者大部分是清醒的，会产生焦虑、抑郁、恐惧、愤怒情绪，护士应尊重患者，耐心倾听患者诉说，与患者谈话时声音要大，速度要慢，重复重点，必要时可使用助听器、识字卡等，以便更好地沟通。并鼓励其家属多关心患者，多与患者沟通，给予精神及物质方面的支持，解除患者的顾虑，稳定患者的情绪，有利于患者的康复。

2.饮食护理 合理饮食，以低脂、低盐、低胆固醇、少糖清淡膳食为宜，适当多食谷类、奶类、豆制品、薯类、蔬菜和水果，常吃适量鱼、禽、蛋、瘦肉。吃清洁卫生、不变质食物。尽量采用豆油、菜油、花生油、玉米油等为食用油，合并高血压者每日摄盐在6g以下。严禁暴饮、暴食和酗酒，定期有针对性地检查血糖和血脂。

3.药物护理 勿乱投医滥用药，千万不要上当受骗。嘱患者按时、按量服药，在医生指导下减量或停服。讲究“个体化治疗原则”，绝不可生搬硬套别人的用药经验。尤其那些镇静药、降压药、抗凝药、溶栓药等，用之不当会引起严重后果。

4.安全护理

室内采光柔和，注意患者安全，无危险物品，物品放置以方便患者行动为宜。行走训练注意防跌倒造成骨折，保持地面平坦，干燥，浴室及厕所最好装有扶手架，给患者穿轻便、防滑、合适的软底鞋，在患者进行日常生活料理时，给予充分的时间，切忌催促，不让患者离开安全环境，以防不测。

5.逐步锻炼护理

病情稳定后可对患者进行坐位平衡床上动作训练。一旦患者具有坐位平衡能力，就开始做从床到轮椅上，从轮椅到床上的移动能力训练。再逐步过渡到步行、上肢功能锻炼和日常生活能力的训练，为日后站立打下良好的基础。根据具体的环境条件和家人对康复知识、方法的了解程度来进行康复锻炼。

6.日常生活护理

患者进行力所能及的日常生活的活动，保持整洁，注意口腔卫生；患者睡姿宜采用侧卧位，应多采取患肢在上的体位，防止吸入性肺炎。鼓励患者多饮水，自己排尿，预防尿路感染。尿失禁患者可用导尿管集尿，应定时取下导尿管，使局部干燥，防止尿道感染，经常用温水擦洗会阴部。防止便秘，如大便坚硬不能排出，可用蜂蜜或香油30 mL顿服，或用开塞露等塞入肛门，刺激排便；用药无效时，到医院灌肠通便。长期卧床者。应定时翻身，对骨头突出部位要放置气圈、海绵垫或棉垫，保持皮肤清洁干燥，以免皮肤压疮。

7.避免诱发因素

加强体育锻炼，避免劳累；转变性格，改变脾气暴躁；放松紧张情绪，缓解应激反应；学会休闲，劳逸结合；性格开朗：摒弃恶习，应戒烟，少酒，每日饮酒不超过100 mL（白酒），勿饮浓茶、浓咖啡和吸烟，更不要长时间打麻将。适当控制体重。

8.根据不同病因，坚持治疗，定期复查必要的项目。

# 第十五章 脑出血

脑出血是指非外伤性脑实质内的出血。年发病率为60～80/10万人，在我国占急性脑血管病的30%左右。急性期病死率为30%～40%，是急性脑血管病中最高的。在脑出血中，大脑半球出血约占80%，脑干和小脑出血约占20%。脑CT扫描是诊断脑出血最有效最迅速的方法。脑出血的治疗主要是对有指征者应及时清除血肿、积极降低颅内压、保护血肿周围脑组织。脑出血的病因多种多样，应尽可能明确病因，以利治疗。高血压脑出血是非创伤性颅内出血最常见的病因，是高血压伴发脑小动脉病变、血液骤升使动脉破裂所致。其他病因包括脑动脉粥样硬化、血液病，以及脑淀粉样血管病、动脉瘤、动静脉畸形等。高血压脑出血常发生于50～70岁，男性略多，冬春季易发。通常在活动和情绪激动时发病，出血前多无预兆，50%的患者出现头痛并很剧烈，常见呕吐，出血后血压明显升高。临床症状常在数分钟至数小时达到高峰，临床症状、体征因出血部位及出血量不同而异，基底核、丘脑与内囊出血引起轻偏瘫是常见的早期症状；重症者迅速转入意识模糊或昏迷。

【病原】

引起脑出血的病因很多，最常见的病因是高血压动脉粥样硬化，其次为先天性脑血管畸形或动脉瘤、血液病、脑外伤、抗凝或溶血栓治疗、淀粉样血管病等引起的脑出血。根据病因分类如下。

1.根据血管病理 常见有微动脉瘤或者微血管瘤、脑动静脉畸形、淀粉样脑血管病、囊性血管瘤、颅内静脉血栓形成、脑膜动静脉畸形、特异性动脉炎、真菌性动脉炎、烟雾病和动脉解剖变异等。

2.根据血流动力学 有高血压和偏头痛。血液因素有抗凝、抗血小板或溶栓治疗、嗜血杆菌感染、白血病、血栓性血小板减少症等。

3.其他 颅内肿瘤、酒精中毒及交感神经兴奋药物等。

4.原因不明 如特发性脑出血。

此外，有些因素与脑血管病的发生有一定的关系，可能是导致脑血管病的诱因：①血压波动：如高血压患者近期没有服用降压药物，或生气着急等，引起血压增高，以收缩压升高尤为重要。②脾气急躁或情绪紧张：常见于生气、与人争吵后。③不良嗜好：如吸烟、酗酒、食盐过多、体重过重。④过分疲劳：如体力和脑力劳动过度、排便用力、运动。

【发病机制】

在发生机制上，实际上每一例脑出血并不是单一因素引起，而可能是几种综合因素所致。高血压形成脑出血的机制有许多说法，比较公认的是微动脉瘤学说。一般认为单纯的血压升高不足以引起脑出血，脑出血常在合并脑血管病变的基础上发生。

1.微动脉瘤破裂：因脑内小动脉壁长期受高血压引起的张力影响，使血管壁薄弱部位形成动脉瘤，其直径一般500 μm。高血压患者的脑内穿通动脉上形成许多微动脉瘤，多分布在基底核的纹状动脉、脑桥、大脑白质和小脑中直径在100～300 μm的动脉上。这种动脉瘤是在血管壁薄弱部位形成囊状，当血压突然升高时，这种囊性血管容易破裂造成脑出血。

2.脂肪玻璃样变或纤维坏死：长期高血压对脑实质内直径100～300 μm小穿通动脉管壁内膜起到损害作用，血浆内的脂质经损害的内膜进入内膜下，使管壁增厚和血浆细胞浸润，形成脂肪玻璃样变，最后导致管壁坏死。当血压或血流急剧变化时容易破裂出血。

3.脑动脉粥样硬化：多数高血压患者的动脉内膜同时存在多样病变，包括局部脂肪和复合糖类积聚，出血或血栓形成，纤维组织增长和钙沉着。脑动脉粥样硬化患者易发生脑梗死，在大块脑缺血软化区内的动脉易破裂出血，形成出血性坏死病灶。

4.脑动脉的外膜和中层在结构上薄弱：大脑中动脉与其所发生的深穿支-豆纹动脉呈直角，这种解剖结构在用力、激动等因素使血压骤然升高的情况下，该血管容易破裂出血。

【临床表现】

脑出血常发生于50～70岁，男性略多，冬春季易发。通常在活动和情绪激动时发病，出血前多无预兆，50%的患者出现头痛并很剧烈，常见呕吐，出血后血压明显升高。临床症状常在数分钟至数小时达到高峰，临床症状体征因出血部位及出血量不同而异，基底核、丘脑与内囊出血引起轻偏瘫是常见的早期症状；约10%的病例出现痫性发作，常为局灶性；重症者迅速转入意识模糊或昏迷。

【诊断】

自从CT问世以来，脑出血临床诊断已不难。

1.脑出血诊断主要依据

（1）大多数为50岁以上，较长期的高血压动脉硬化病史。

（2）体力活动或情绪激动时突然发病，有头痛、呕吐、意识障碍等症状。

（3）发病快，在几分钟或几小时内出现肢体功能障碍及颅内压增高的症状。

（4）查体有神经系统定位体征。

（5）脑CT扫描检查：脑内血肿呈高密度区域，对直径大于1.5cm以上的血肿均可精确地显示。可确定出血的部位，血肿大小，是否破入脑室，有无脑水肿和脑疝形成，确诊以脑CT扫描见到出血病灶为准，CT对脑出血几乎100%诊断。

（6）腰穿可见血性脑脊液，目前已很少根据脑脊液诊断脑出血。

2.病因诊断 对脑出血的患者不仅有脑出血的诊断，而且一定要寻找病因，以利于治疗和预防。脑出血多数病因是高血压动脉粥样硬化所致。但还有许多其他不常见的原因可以引起脑出血，如单纯动脉硬化、动静脉畸形、血液病以及活动状态、排便、情绪激动等，特别是对50岁以下发病的青壮年患者更应全面考虑以下病因。

（1）脑实质内小型动静脉畸形或先天性动脉瘤破裂。破裂后形成血肿，畸形血管或瘤体自行消失。即使做脑血管造影也难显示。

（2）结节性动脉周围炎、病毒、立克次体感染等可引起动脉炎，导致管壁坏死、破裂。

（3）维生素C和B族缺乏，脑内小血管内膜坏死，可发生点状出血亦可融合成血肿。

（4）血液病：如白血病、血小板缺乏性紫癜、血友病等。

（5）抗凝治疗过程中，可发生脑出血。

（6）颅内肿瘤出血：肿瘤可侵蚀血管引起脑出血，肿瘤内新生血管破裂出血。

（7）淀粉样血管病：多见于老年人，临床上以反复性和（或）多发性脑叶出血为主要临床表现，以额、顶叶的皮质最为明显。

（8）过敏反应：可产生脑部点状出血。

（9）脱水、败血症所致脑静脉血栓形成及妊高症等，有时可引起脑出血。

【用药原则】

外科治疗可挽救重症患者生命及促进神经功能恢复，内科除一般治疗外，尚包括药物应用。

1.调控血压　脑出血患者血压的控制并无一定的标准，应视患者的年龄、既往有无高血压、有无颅内压增高、出血原因、发病时间等情况而定。一般可遵循下列原则：

（1）脑出血患者不要急于降血压，因为脑出血后的血压升高是对颅内压升高的一种反射性自我调节，应先降颅内压后，再根据血压情况决定是否进行降血压治疗。

（2）血压≥200/110mmHg时，在降颅压的同时可慎重平稳降血压治疗，使血压维持在略高于发病前水平或180/105mmHg左右；收缩压在170~200mmHg，或舒张压100~110mmHg，暂时可不必使用降压药，先脱水降颅压，并严密观察血压情况，必要时再用降压药。血压降低幅度不宜过大，否则可能造成脑低灌注。收缩压＜165mmHg或舒张压＜95mmHg，不需降血压治疗。

（3）血压过低者应升压治疗，以保持脑灌注压。

2.降低颅内压　颅内压升高是脑出血患者死亡的主要原因，因此降低颅内压为治疗脑出血的重要任务。

脑出血的降颅压治疗首先以高渗脱水药为主，如甘露醇或甘油果糖、甘油氯化钠等，注意尿量、血钾及心肾功能，可酌情选用呋塞米（呋塞米）、人血清蛋白。建议尽量不使用类固醇，因其不良反应大，且降颅压效果不如高渗脱水药。应用脱水药时要注意水及电解质平衡。

3.止血药物一般不用，若有凝血功能障碍，可应用，时间不超过1周。

【护理】

1.心理护理

急性期家属及患者的注意力在抢救生命上，而在康复期则往往急于功能恢复，要求很快自理，甚至去工作。要求用新药、新方法治疗者颇多；有部分患者表现悲观、失望，精神抑郁。因此，要多鼓励患者树立战胜疾病的信心，要身残志不残、身残也要志坚；要实事求是地对待自己的疾病和功能，力争取得良好的预后。要与医护人员、家庭配合好，共同战胜疾病。“既来之，则安之”。否则，急于求愈，则容易急躁，反而不利。

2.注意合理用药

由于患者往往同时患有几种病或多种症状，本来医生开给的药物已有多种，亲友或家属不要自行再加用许多药物。过多、过乱地应用药物，对胃、肝、肾或造血系统有可能产生副作用，不但不能加快恢复，反而可能引出其他问题。

3.防止脑卒中再发

在恢复期预防再发很有意义。因为脑卒中可以突然再发，发作次数越多，每次的后遗症加起来，预后就更差，死亡率也大大增加。为了防止再发，应注意血压平稳，食入量适宜，心脏、肺部有无并发症等。

4.做好家庭康复

康复期一般是在家庭度过的，家属应了解如何做好家庭康复。这一时期药物已不是主要疗法。

5.注意康复期护理

包括心理护理、基础护理，保证患者基本的生活需要；做好特种护理，视具体患者、病情施护，如对鼻饲管、尿管、压疮的护理等。

6.保证营养摄入量适当

因脑卒中患者常伴失语，不能正确表达意愿，或有呛咳、咽下困难，不能保证进食，入量常有不足或过多，家属应予足够重视。要定食谱、定入量、定时间供给，必要时经鼻管饲给。

7.大便通畅

大便秘结，排便时过于用力可诱发缺血性脑卒中、脑栓塞。为了保持大便通畅，定时排便，适当吃芹菜、胡萝卜、水果等。必要时可用药物，如腹泻时泡开水、麻仁润肠丸、果导等。

# 第十六章　蛛网膜下隙出血

原发性蛛网膜下隙出血是指脑表面血管破裂后，血液流入蛛网膜下隙而言。年发病率为5～20／10万人，常见病因为颅内动脉瘤，其次为脑血管畸形，还有高血压性动脉硬化，也可见于动脉炎、脑底异常血管网、结缔组织病、血液病、抗凝治疗并发症等。临床表现主要取决于出血量、积血部位、脑脊液循环受损程度等。多在情绪激动或用力等情况下急骤发病。主要症状为突发剧烈头痛，持续不能缓解或进行性加重；多伴有恶心、呕吐；可有短暂的意识障碍及烦躁、谵妄等精神症状，少数出现癫痫发作。主要体征为脑膜刺激征明显，眼底可见玻璃膜下出血，少数可有局灶性神经功能缺损的征象，如轻偏瘫、失语、动眼神经麻痹等。头颅CT是诊断蛛网膜下隙出血的首选方法，CT显示蛛网膜下隙内高密度影可以确诊。

【病因】

引起蛛网膜下腔出血的病因很多，常见的主要有：

1.颅内动脉瘤

颅内动脉瘤是蛛网膜下腔出血最为常见的病因，占半数以上，好发于动脉分叉部位。按病因将其分为先天性、细菌性、损伤性、肿瘤性和动脉硬化性，绝大多数为先天性，其余几种均较少见。先天性动脉瘤通常在青年时才发展，故婴儿和儿童期很少发现。

2.脑血管畸形

本病是引起自发性蛛网膜下腔出血的另一常见原因，仅次于颅内动脉瘤。由于脑血管畸形多位于脑的表面，故血管破裂出血时很容易进入蛛网膜下腔。

3.高血压、动脉硬化引起脑动脉破裂出血

本病是引起老年人蛛网膜下腔出血的主要原因，并常伴有全身性动脉粥样硬化。

4.颅内肿瘤

原发肿瘤有胶质瘤、脉络丛乳头状瘤、垂体瘤、脑膜瘤、血管瘤及骨软骨瘤等。转移肿瘤有支气管肺癌、绒毛膜上皮癌以及恶性黑色素瘤等。

5.其他原因

（1）感染性疾病：如化脓性脑膜炎、急性坏死性脑膜炎、结核性胸膜炎等。

（2）血液病：如白血病、血友病、恶性贫血、再生障碍性贫血等。

（3）血管性过敏反应：如多发性结节性动脉炎、系统性红斑狼疮、急性风湿热等。

【发病机制】

1.颅内动脉瘤破裂

自发性蛛网膜下腔出血的患者中，脑动脉瘤破裂约占51%。先天性动脉瘤多发生于脑底动脉分叉部，是由于动脉壁中层发育缺陷，血管薄弱，经血液不断冲击，使之成年后呈囊状扩张，形成动脉瘤；又因脑底动脉位于蛛网膜下腔，当动脉瘤内压增高，瘤壁病变破裂后，血液流入蛛网膜下腔而发病。

2.脑血管畸形

脑动静脉畸形是胚胎期发育异常形成畸形血管团，血管壁薄弱，处于破裂临界状态，激动或不明显诱因可导致破裂。

3.高血压、动脉硬化引起脑动脉破裂出血

高血压与动脉硬化常同时存在，引起梭形及粟粒性动脉瘤，激动或其他诱因可导致破裂出血。

4.颅内肿瘤引起出血

颅内肿瘤主要是恶性肿瘤，其血管丰富，生长速度较快，肿瘤内血管发育不良，肿瘤内坏死、血管破裂，出血流入蛛网膜下腔。

5.其他

（1）感染性疾病：感染可引起动脉局部的软化坏死，形成感染性动脉瘤，引起脑组织坏死，从而引起动脉破裂出血。

（2）血液病：主要是凝血因子及纤维蛋白原的缺乏所致。

（3）血管性过敏反应：可引起血管渗血，颅内静脉血栓，脑及脑膜血管可出现点状或环状出血，可有不同程度的蛛网膜下腔出血。

【临床表现】

（一）症状

1.前驱症状

50%的患者出血前有发作性头痛、恶心、呕吐、眩晕及颅神经麻痹等前驱症状。

2.头痛

头痛是本病最常出现的症状，中青年发病时，头痛出现率在90%以上，老年及儿童则占50%左右。多为剧烈的局限性劈裂样头痛，头痛出现时主要分布于前额、枕部或全头部，之后向下延伸至双下肢。其程度依年龄及病情严重程度变化。头痛持续的时间取决于出血量多少，一般为2周左右。动脉瘤性SHA的经典表现是突发异常剧烈全头痛，新发生头痛最有临床意义，常可提示破裂血管的动脉瘤部位。但动静脉畸形破裂头痛常不严重。

3.呕吐

呕吐是因高颅压和血液直接刺激呕吐中枢所致。呕吐提示出血量多，颅内压较高，是病情严重的表现。多数呈喷射性呕吐，呕吐物为胃内容物或咖啡样物。

4.意识障碍

蛛网膜下腔出血的意识障碍比较常见。意识障碍以一过性意识障碍、朦胧状态、嗜睡至昏迷（包括浅、中、深昏迷）为常见。

绝大多数起病后即发生，持续几分钟至几小时，少数患者发病后5～7天可出现，可能与血管痉挛及再出血有关，部分患者以意识障碍为首发症状，并以昏迷就诊。如患者意识障碍缓解后，经几小时、几天或更长时间后再度突然处于昏迷状态，提示再出血或严重血管痉挛、脑水肿，甚至脑疝形成。老年人意识障碍出现率较高，占71%～90%，而且年龄越大，意识障碍发生率越高，这可能与老年人动脉硬化明显，侧支循环差，神经功能障碍有关。

5.其他

老年人由于脑萎缩，故蛛网膜下腔出血时全脑症状相对减轻。此外，因老年人动脉硬化症状较明显，常有神经障碍，可将头痛等症状掩盖。急性期偶见欣快、谵妄和幻觉等精神症状，2～3周自行消失。脑膜刺激征可不明显，而以出血性休克为主，血压低，心率快，额面苍白，四肢厥冷，口唇发绀，神志清醒或轻度烦躁不安。

（二）体征

1.脑膜刺激征

脑膜刺激征是本病最有特征性的体征，有时是患者唯一的临床表现。因此，怀疑蛛网膜下腔出血者，检查脑膜刺激征非常重要。主要表现为颈项强直，Brudzinski征和Kernig征阳性。通常在2～3天后开始出现脑膜刺激征，少数患者脑膜刺激征不明显。

如发病后立即出现颈项强直、Kernig征，提示预后不良，有枕大孔疝。老年人不出现脑膜刺激征，出现时较轻微。病情严重，患者处于深昏迷状态，脑膜刺激征减弱或消失。

2.眼底改变

在发病当日或次日，由于急性高颅压，眼静脉回流受阻，有部分患者出现视网膜和玻璃体积血，并在脑脊液恢复正常后仍有出血的痕迹，因此是蛛网膜下腔出血的重要根据之一。眼底检查还可见视盘水肿，原因系血液填塞视神经鞘所在的蛛网膜下腔，使视网膜静脉回流受阻所致，也可由于颅内高压所致。视盘水肿一般在几天内出现，也可在病后几小时内或数周后出现。

3.颅神经损害体征

患者可以出现局灶性神经受损的体征，如轻偏瘫、腱反射减低或消失、单瘫等。

4.发热

在出血后第2～3天可有发热（38～39℃），一般认为属出血后吸收热。

（三）实验室检查及其他检查

1.CT检查

CT扫描蛛网膜下腔出血特征性表现为基底池、侧裂池等脑池、脑沟内存在高密度影，有时可见沿大脑镰增宽，其密度程度与血量、红细胞比容及出血时间长短有关。出血量大者则形成高密度的脑池铸型。发病后3～4天显著，1～2周后消失。蛛网膜下腔出血除上述直接征象外，还可见到一些间接征象，如继发性脑室出血、脑积水、脑水肿、动脉痉挛、脑疝等。

2.MRI检查

可发现CT不能确定的脑干或小脑小量的出血，能分辨病程4～5周后CT不能辨认的脑出血，可区别陈旧性脑出血与脑梗死，显示脑血管畸形流空现象。可观察血肿的动态变化（受血肿内血红蛋白变化的影响），超急性期（0～2小时）血肿为T1低信号、T2高信号；急性期（2～48小时）为T1高信号、T2低信号；亚急性期（3天～3周）T1、T2均呈高信号；慢性期（大于3周）呈T1低信号、T2高信号。

3.脑脊液检查

本病特征指标之一是血性脑脊液，少量出血可使脑脊液微混浊，出血量较大则脑脊液呈粉红色及鲜红色。红细胞破坏后脑脊液呈红褐色，以后呈棕黄色，再以后呈黄色透明状。渗血开始于发病4～12小时后，约9天后看不到完整的红细胞，黄变常持续3周，但亦可在1周左右消失。如迅速形成了小脑扁桃体疝，脑脊液是清亮的，是因为蛛网膜下腔局限性血肿，或出血初期血液尚未扩散到脊髓蛛网膜下腔之故。出血后第1周脑脊液颗粒性白细胞增加；第2周淋巴细胞增加，常出现大量巨噬细胞。蛋白定量决定于出血程度，一般可达0.5～10g／L；在发病第一天增高，以后逐渐下降，第2周末降至正常，增高的主要是白蛋白。脑脊液压力常增高，2～3周恢复正常。

4.数字减影脑血管造影（DSA）

可检出脑动脉瘤、脑动静脉畸形和血管炎等。

5.心电图

部分患者，尤其是中老年患者在发病的早期可出现心电图的缺血性变化，甚至出现心肌梗死。

【诊断】

1.发病急骤。

2.常伴有剧烈头痛呕吐。

3.意识清楚或意识障碍，可伴有精神症状。

4.多有脑膜刺激征，少数可伴有脑神经及轻偏瘫等局灶体征。

5.腰穿脑脊液呈血性。

6.脑血管造影可帮助明确诊断。

7.有条件的可进行CT检查。

【鉴别诊断】

1.高血压脑出血

高血压脑出血患者的脑脊液大多数也呈血性，但患者长期以来有高血压病史，有明显的局灶性体征如偏瘫、失语等。发病后有内囊等脑实质出血的定位体征，头颅CT扫描为脑实质出血。

2.血管性头痛

偏头痛和丛集性头痛的患者可突然出现剧烈头痛及呕吐，有先兆性偏头痛者还伴有局灶性神经功能障碍的症状，有时不易与蛛网膜下腔出血鉴别。但是，血管性头痛患者可有反复类似发作史，没有脑膜刺激征，无定位体征，腰穿脑脊液正常。

3.颅内感染

各种类型的脑膜炎和脑炎患者可以表现出明显的头痛、呕吐及脑膜刺激症，尤其有些脑膜炎患者可出现血性脑脊液，如结核性脑膜炎、隐球菌性脑膜炎和单纯疱疹病毒性脑炎。但颅内感染发病不如蛛网膜下腔出血急骤，且先有发热，脑脊液检查提示为感染，并需与蛛网膜下腔出血后发生化学性脑膜炎鉴别。蛛网膜下腔出血脑脊液变黄、淋巴细胞增多，应注意与结核性脑膜炎区别，但结核性脑膜炎脑脊液糖、氯降低，头部CT正常。

4.硬膜下血肿

急性硬膜下血肿发生在外伤后14天内，外伤不一定重，可无骨折。血肿常弥散性扩散至整个大脑半球。慢性硬膜下血肿，通常距外伤1～3个月，半数患者有头痛及视盘水肿，60%有血肿侧瞳孔散大。动脉瘤破裂时亦可穿破蛛网膜形成硬膜下血肿，血管造影与CT对本病的诊断意义较大。

5.硬膜外血肿

本病临床表现是脑膜中动脉或其分叉的外伤性出血。发病后几小时，多则2～3天无症状期后，迅速出现偏瘫，意识障碍，严重时出现去大脑强直，特别是后颅窝的硬膜外血肿可出现颈部疼痛、颈强、呕吐、意识障碍，脑血管造影和CT扫描对鉴别蛛网膜下腔出血和硬膜外血肿有重要意义。

【用药原则】

手术治疗是根除病因、防止复发的有效方法。内科治疗除一般处理外，尚有药物应用。

1.降低颅内压 蛛网膜下隙出血引起颅内压升高，可用20%甘露醇、呋塞米（呋塞米）和人血清蛋白等脱水降颅内压治疗。

2.预防再出血抗纤溶药可抑制纤溶酶形成，推迟血块溶解和防止再出血。止血药应用仍有争论。高血压伴癫痫发作可增加动脉瘤破裂风险，常规推荐预防性应用抗癫痫药。

3.预防性应用钙通道拮抗药 可减少动脉瘤破裂后迟发性血管痉挛导致缺血并发症。用去氧肾上腺素或多巴胺使血压升高可治疗血管痉挛，确定动脉瘤手术治疗后用此方法较安全。

【药物选择】

1.降低颅内压药物20%甘露醇、呋塞米乳清蛋白等静脉给药。

2.抗纤溶药 氨基己酸4～6g加于0.9%生理盐水100mL中静脉滴注，15～30min内滴完，再以每小时1g剂量静滴12～24h；之后每天24g，持续3～7d，逐渐减量至每天8g，维持2～3周。

3.氨甲苯酸0.4g缓慢静注，每天2次。

4.抗癫痫药 苯妥英钠每天300mg。

5.钙通道拮抗药 尼莫地平口服，60mg，每4h一次，连续21d。须在96h内用药。尼莫地平静脉给药遵医嘱。

【护理】

1.心理护理

指导患者了解疾病的过程与预后、DSA检查的目的与安全性等相关知识。头痛是因为出血、脑水肿致颅内压增高，血液刺激脑膜或脑血管痉挛所致，随着出血停止、血肿吸收，头痛会逐渐缓解；DSA检查的主要目的是明确病因，为能彻底解除再出血的潜在隐患做准备，是一项比较安全的检查措施，目前临床应用广泛，指导患者消除紧张、恐惧、焦虑心理，增强战胜疾病的信心，配合治疗和检查。

2.饮食指导

选择清淡、低盐、低脂、适量蛋白质、高维生素、高纤维素食物，多食蔬菜及水果，避免辛辣食物，戒烟酒，保持大便通畅。

（1）不能进食者给予鼻饲，发病1～2小时内禁食。

（2）急性期患者给予低脂、高蛋白、高维生素、高热量饮食。

（3）食物温度适宜，对于尚能进食者，喂水或食不宜过急，遇呕吐或反呛时应暂停片刻，防止食物呛入气管引起窒息或吸入性肺炎。

（4）昏迷不能进食者鼻饲流质，4～5次/d，每次200～300mL，如牛奶、豆浆、藕粉、蒸蛋或混合豆浆等。定时回抽胃液，观察有无上消化道出血，保持口腔清洁。

3.用药护理

遵医嘱使用甘露醇等脱水剂治疗时应快速静滴，必要时记录24h尿量；使用尼莫地平等缓解脑血管痉挛的药物时可能出现皮肤发红、多汗、心动过缓或过速、胃肠道不适等反应，应适当控制输液速度，密切观察有无不良反应发生。

4.检查指导

SAH患者一般在首次出血3周后进行DSA检查，应告知脑血管造影的相关知识，指导患者积极配合，以明确病因，尽早手术，解除隐患或危险。

5.康复指导

康复训练过程艰苦而漫长，或终生伴随，需要有信心、耐心、恒心，应在医生指导下循序渐进，持之以恒。生活规律，注意劳逸结合。

6.随诊指导

脑出血可多次发作，应经常随诊，每天测血压，定期做血糖、血脂、心电图等检查。在医生指导下服药。如出现肢麻、肢瘫、失语及突然头痛、呕吐、意识改变加重，必须及时到医院就诊。

# 第十七章　帕金森病

【疾病简述】

帕金森病，又名震颤麻痹症，是一种常见的中老年神经系统变性疾病，以黑质多巴胺能神经元变性缺失和路易小体形成为特征。病因迄今未明，发病机制可能与遗传、环境因素及年龄老化有关。帕金森病多于60岁以后发病，偶有20岁以上发病者。起病隐匿，缓慢进展。初发症状以震颤最多，其次为步行障碍、肌强直和运动迟缓。症状常自一侧上肢开始，逐渐波及同侧下肢、对侧上肢及下肢，有的病例症状先从一侧下肢开始。症状出现孰先孰后因人而异。

【临床表现】

1.静止性震颤　多从一侧上肢开始，呈现有规律的拇指对掌和手指屈曲的不自主震颤，具有静止时明显震颤，动作时减轻，入睡后消失等特征。震颤可逐步涉及下颌、唇、面和四肢。少数患者无震颤。

2.肌强直　多从一侧的上肢或下肢近端开始，逐渐蔓延至远端、对侧和全身的肌肉。本病患者的肌强直表现为屈肌和伸肌肌张力均增高，被动运动关节时始终保持阻力增高，多数患者因伴有震颤，检查时可感到均匀的阻力中出现断续停顿，这是由于肌强直与静止性震颤叠加所致。

3.运动迟缓　患者随意动作减少、减慢。多表现为开始的动作困难和缓慢，如行走时起动和终止均有困难。面肌强直使面部表情呆板，双眼凝视和瞬目动作减少，笑容出现和消失减慢。手指精细动作很难完成，系裤带、鞋带等很难进行；有书写时字越写越小的倾向。

4.姿势步态异常　早期走路拖步，迈步时身体前倾，行走时步距缩短，颈肌、躯干肌强直而使患者站立时呈特殊屈曲体姿，行走时上肢协同摆动的联合动作减少或消失；晚期由座位、卧位起立困难。迈步后碎步、往前冲，越走越快，不能立刻停步。

【用药原则】

疾病早期无需特殊治疗，患者要进行适度的活动和体育锻炼，若疾病影响患者的日常生活和工作能力则需药物治疗。药物治疗的目标是延缓疾病进展、控制症状，并尽可能延长症状控制的年限，同时尽量减少药物的不良反应和并发症。

应用药物从小剂量开始，原则为以“最小剂量达到满意效果”。疗效不显著要逐渐增加剂量，即“剂量滴定、细水长流、不求全效”。治疗既应遵循一般原则，又应强调个体化特点，不同患者的用药选择不仅要考虑病情特点，而且要考虑患者的年龄、就业状况、经济承受能力等因素。可用抗胆碱药物阻断乙酰胆碱作用或增强多巴胺能递质功能药物，恢复纹状体多巴胺与乙酰胆碱递质的平衡。但药物治疗只能改善症状，不能阻止病情发展，需要终生服药。

【药物选择】

1.抗胆碱能药　对震颤和强直有效，对运动迟缓疗效较差，适用于震颤突出且年龄较轻的患者。主要药物有：

（1）苯海索：口服，开始1～2mg/d，在3～5d逐渐增至5～10mg/d，分3～4次服，对药物引起的锥体外系反应的治疗，开始1mg/d，逐渐增至5～10mg/d。极量，口服，20mg/d。最佳服药时间，餐中服、餐后服。

（2）丙环定：口服，开始2mg，3次/d，饭后服；逐渐增加到5mg，3次/d；必要时睡眠前加服5mg，总量20～30mg/d。

（3）苯扎托品：口服，开始0.5～1mg/d睡前服，以后可增至2～6mg/d，分3次服。肌注或静注，1～2mg/d；药物引起的锥体外系反应患者，1～4mg/d，分1或2次使用。具体应用遵医嘱。

（4）普罗吩胺：口服，50mg，每日1或2次。中度患者100～400mg/d。严重患者500～600mg/d。分3或4次服。

2.金刚烷胺　可促进神经末梢释放多巴胺和减少多巴胺再摄取，轻度改善该病所有症状，如运动减少、强直和震颤等，可单独或与抗胆碱能药合用，适于治疗早期轻症患者，但许多患者用药无效或疗效短暂。用法：每次100mg，每日1或2次。

3.左旋多巴及复方左旋多巴　左旋多巴是治疗帕金森病的最有效的药物或金指标。左旋多巴作为多巴胺合成前体可透过血脑屏障，被脑多巴胺能神经元摄取后脱羧转变成多巴胺，可改善该病的所有症状，对运动减少有特殊疗效。

（1）左旋多巴：治疗帕金森病，口服，开始每次0.1～0.25g，每日2～4次，视病情需要每隔2～4d增加0.125～0.5g，维持量为每天3～6g，分4～6次服。药品最佳服用时间为餐后。

（2）左旋多巴/苄丝肼：口服，开始量每次125mg，每日3次，饭间或饭后服，每隔3～7d，每日再加服125mg，直至出现疗效（通常有效量为每天250～500mg），再改为维持量，250mg/d，最高剂量不超过800mg/d，分3或4次服用，日极量苄丝肼250mg，左旋多巴1 000mg。

（3）左旋多巴/卡比多巴：开始1次剂量，卡比多巴10mg，左旋多巴100mg（1∶10）每日4次，以后每隔3～7d，1d增加卡比多巴40mg，左旋多巴400mg，直至1d量卡比多巴达200mg，左旋多巴达2g为限。最佳服用时间及方式为餐后用水吞服，不可嚼碎。

4.多巴胺受体激动药 年轻患者早期可单用，中晚期患者与复方左旋多巴合用。

（1）溴隐亭：口服，1.25mg，每日2次，2周内逐渐增加剂量，必要时每2～4周每日增加2.5mg，直到找到最佳疗效的最小剂量。每天剂量以20mg为宜。

（2）培高利特：口服，0.05mg/d开始，连用2d，然后每隔3d，每天增加0.1～0.15mg，可用12d。如效果仍不好，每隔3d后每天增加0.25mg，直至效果满意。平均剂量为3mg/d，宜饭后服用。

（3）吡贝地尔：初始剂量50mg，每日1次，必要时每周增加50mg，有效剂量50～250mg，需用大剂量治疗时可分3次口服。

（4）双氢麦角碱：口服，30～50mg/d，分3次服用。从小剂量开始，逐增剂量至疗效满意。

5.单胺氧化酶抑制药 可抑制神经元内多巴胺分解代谢，增加脑内多巴胺含量，与复方左旋多巴合用有协同作用，减少约1/4的左旋多巴用量，能延缓开关现象出现，用作神经保护药可维持轻症患者。

司来吉兰：单独服用适用于治疗早期帕金森病或与左旋多巴或与左旋多巴/外周多巴脱羧酶抑制药合用。两者开始剂量为早晨5mg。剂量可增至每天10mg（早晨1次服用或分开2次）。若患者在合用左旋多巴时显示类似左旋多巴的不良反应，左旋多巴剂量减低。

6.儿茶酚胺氧位甲基转移酶抑制药 通过抑制左旋多巴在外周代谢，维持左旋多巴血浆浓度稳定，加速通过血脑屏障，阻止脑胶质细胞内多巴胺降解，增加脑内多巴胺含量，与美多巴或息宁合用可增强后者疗效，减少症状波动反应，单独使用无效。

（1）托卡朋：每次100～200mg，每日3次口服。

（2）恩托卡朋：每次200mg，每日3次或4次口服。

【用药提示】

1.苯海索［安坦（片）］

（1）不良反应：①轻度。恶心、口干、便秘、尿潴留、失眠、瞳孔扩大、视力模糊、眩晕等抗胆碱反应。②重度。意识混乱、抑郁、幻视、幻听、心悸或异常兴奋以及手指、足趾麻木和刺痛。

（2）药物相互作用：①本药与乙醇或其他中枢神经抑制药，如抗组胺药、巴比妥类药、苯二氮唑类镇静药、肌肉松弛药、止痛药和麻醉药或三环类抗抑郁药合用会导致过度嗜睡。②本药与抗酸药或吸附性止泻药合用，减弱本品的作用。治疗需要时，二者可间隔至少1～2h后服用。③本药与氯丙嗪合用，可降低后者的药效。④金刚烷胺、抗组胺药、氟哌利多醇、单胺氧化酶抑制药、吩噻嗪类镇静药、普鲁卡因胺、奎尼丁能增加本品的不良反应，与单胺氧化酶抑制药合用，至少应相隔14d分开使用。

（3）禁用、慎用：①对本品有异常反应者和过敏者禁用。②心功能不全、迟发性运动障碍、青光眼、尿潴留、心脏病、重症肌无力、肠道或尿道梗阻、胃溃疡、甲状腺病、前列腺肥大、肝肾功能障碍、高血压等患者慎用。③哺乳期妇女禁用。

（4）其他：①服用本品，不宜突然停药，应逐渐减量，因突然停药易导致帕金森病症状加重。②饭后服用，可减轻本品对胃的刺激。③用药期间避免剧烈运动和操作危险性工作，特别是在炎热环境下更应避免锻炼，因本品有减少出汗和热量释放的作用。久用可产生耐受性。

2.丙环定［开马君（片）］

（1）不良反应：同苯海索。

（2）药物相互作用：不应与三环类抗抑郁药物合并应用。

（3）禁用与慎用：老年患者或对该药较敏感者、青光眼、心动过速以及尿潴留者禁用。

（4）其他：用药指导同苯海索。

3.苯扎托品

（1）不良反应：同苯海索。

（2）药物相互作用：勿与三环类抗抑郁药物合并应用。

（3）禁用与慎用：老年患者较敏感，应控制剂量。

（4）其他：用药指导同苯海索。

4.普罗吩胺

（1）不良反应：可有困倦、无力、口干、恶心、呕吐、复视等。

（2）药物相互作用：不应与三环类抗抑郁药物合并应用。

（3）禁用与慎用：青光眼及前列腺肥大者禁用。肝功能不良者慎用。

（4）其他：注意事项同苯海索。

5.金刚烷胺［金刚胺（片）］

（1）不良反应：不良反应与剂量有关，如1d用量超过0.2g时，即有出现反应的可能。①中枢神经。头痛、眩晕、焦虑、共济失调、注意力不集中、失眠、易激动、幻视、幻听、噩梦、精神及情绪改变、惊厥等。②心血管。直立性低血压、周围性水肿、足部及下肢肿胀、呼吸困难、充血性心衰等。③其他。恶心、呕吐、厌食、口干、视力模糊或失明、白细胞减少、排尿困难等。

（2）药物相互作用：①本药与抗胆碱药、抗组胺药、三环类抗抑郁药等合用，可出现阿托品样反应（口干、视物不清、便秘、尿潴留等）。②本药与其他中枢神经兴奋药合用，如苯丙胺、哌甲酯等，可出现强烈的中枢神经兴奋不良反应，严重时可引起惊厥、心律失常等。③本药由于有一定的非特异性退热作用，因而不必加用退热药，如合用则退热作用极强，应特别注意。④本药可缓解帕金森病症状，与苯海索、丙环定、左旋多巴等有协同作用。⑤本药与乙醇合用时，中枢神经抑制加剧，易致醉酒。

（3）禁用、慎用：①对本品过敏者禁用。②癫痫史、充血性心力衰竭、周围性水肿、复发性湿疹样皮炎、低血压、精神病、脑动脉硬化的老人慎用。

（4）其他：①口服药时，可与食物或饮料同服。②密切监护不良反应的发生，包括生命征、尿量及pH值、血清电解质的测定及精神与神经功能状态等，及时调整用药量或停药。1d用药量在200mg以上者须密切注意。有脑血管病、肾功能不良者及老人易于出现毒性反应。③可致眩晕、直立性低血压、视力模糊等，尤以治疗早期为甚。为此应建议患者在服药期间避免驾驶汽车、飞机和开机床等危险性操作，告诉患者不要坐着打盹、睡觉，告诉男患者不要站着小便，夜间以座位小便为宜；在更换体位时（如起床时）不要太快，先坐起将腿垂在床沿下活动数分钟再站起。如有眩晕，立即卧倒。④用于帕金森病患者时，于用药4～48h即可能有流涎减少，运动不能与强直改善，对颤抖改善很少。如用药1～2周无明显改善则应停用。也有的在用药1至数日内出现锥体外系症状或精神障碍，特别是增加用药剂量时，继续用药或将药分次服用后常可消失。用药量超过每天0.2g时，疗效不增而毒性渐增。如突然停药（或患者忘记用药）在1～3d可出现危象，如严重的运动不能、强直、颤抖或低热等。⑤药物的最大疗效一般在2周至3个月，在6～8周作用即逐渐减弱。⑥有癫痫史的患者，应注意其发作。⑦叮嘱患者不要在临睡前服药，因可致失眠，至少在睡前数小时用药，同时减少白天的睡眠。⑧服药后可能在皮肤上出现网状青斑以及红色网状斑，特别是在下肢（有时在上肢），有时还有踝部水肿，当站立或发冷时特别明显，常见于帕金森病用药1个月以上时，尤其妇女多见，停药后2～12周（也有人在继续用药中）即可消失。

6.左旋多巴

（1）不良反应：①轻度。恶心、呕吐、食欲缺乏，用药3个月后可出现不安、失眠、幻觉等，治疗早期30%患者出现轻度直立性低血压、心动过速。②重度。出现血便、黑粪或柏油便，意识紊乱、惊厥、抑郁、头晕、欣快感、运动失调、脱发、噩梦、勃起疼痛、心悸、心律失常、视觉障碍、不自主运动或异常虚弱。接受本品治疗1年以上的部分患者可突然发生运动不能、震颤及强直，如“开–关”现象，或发生反常运动不能或“起步困难”。

（2）药物相互作用：①本品与下列药物及食物合用，可减弱作用，抗酸药、抗胆碱药、苯二氮素类药、硫酸亚铁、苯妥英、胡椒碱、萝芙木生物碱、蛋氨酸、高蛋白食物等。②本品与甲基多巴、甲氧氯普胺等药合用，可增强作用，但可引起不良反应。③本药与吩噻嗪类或丁酰苯类药物合用时，可加重帕金森综合征的症状。④本药与维生素$B_6$合用会降低疗效，且外周的不良反应增强。⑤本药禁止与单胺氧化酶抑制药合用，能引起血压升高、心率加快等；禁止与麻黄碱、利血平、拟肾上腺素类药物合用。⑥多潘立酮可减少本品的外周不良反应。

（3）禁用、慎用：①患有消化道溃疡、高血压、精神病、糖尿病、心律失常、闭角型青光眼患者禁用。②严重心血管病，器质性脑病，内分泌失调及精神病患者禁用。③支气管哮喘、肺气肿慎用。④妊娠或哺乳期妇女禁用。

（4）其他：①服用本品治疗帕金森病，产生疗效和改善体征慢，患者须按时服药，耐心等待药效的出现不能着急，用药剂量从小剂量开始，逐渐加量，增量时如出现不良反应如恶心等，可停止增量，等不良反应症状消失后再继续增量。②服用本品时，避免食用高蛋白食物。③本药与外周多巴脱羧酶抑制药合用可增加疗效，减少不良反应。④脑炎后患者对本品较敏感，应酌减剂量。

7.左旋多巴/苄丝肼［美多巴快（片）、多巴丝肼（片）、美多巴（片、胶囊）、美多巴（片）］

（1）不良反应：动物实验证明苄丝肼对骨髓发育有损害。本药能减少单用左旋多巴后所引起的不良反应（即多巴胺的外周作用），特别是焦虑、恶心和呕吐；对心律失常、直立性低血压等心血管不良反应也较单用左旋多巴为轻。其他见左旋多巴。

（2）药物相互作用：用药期间不可与单胺氧化酶抑制药、利血平、甲基多巴、吩噻嗪类、丁酰苯类、抗胆碱药、拟交感神经药物合用。

（3）禁用、慎用：①严重心血管病、内分泌失调、精神病患者禁用。②青光眼患者、骨软化症患者、胃与十二指肠患者慎用。③25岁以下患者及孕妇禁用。

（4）其他：①本品治疗帕金森病，可减轻单独应用左旋多巴所发生的不良反应（即多巴胺的外周作用），特别是胃肠道的不良反应，也可减少心血管系统的不良反应，如心律失常，直立性低血压等，偶见失眠、不安、舞蹈症样动作或手足徐运症等，罕见抑郁症和精神病。②开始服用时，不可将以前正在服用的其他抗帕金森病药突然停用，要逐渐减量至停服，因本品的作用至少需几天才呈现。③曾有心肌梗死、冠状动脉供血不足或心律不齐的患者，应定期做心血管检查，特别应常做心电图检查。④患胃、十二指肠溃疡或骨软化症的患者服用本品时应严密观察。⑤青光眼患者应定期测眼压。⑥在用药期间应定期检查患者的血象及肝肾功能。⑦若非急症，手术患者在手术前2~3d停服本品，手术后如恢复治疗，可逐渐增加本品用量至术前水平。做急诊手术时，应避免用环丙烷或氟烷做麻醉。

8.左旋多巴/卡比多巴［帕金宁（控释片）、心美宁（片）、息宁（控释片）、西莱美（片）、西素美（片）、心宁美（控释片）、柏金宁（控释片）］

（1）不良反应：①轻度：恶心、呕吐、食欲缺乏，用药3个月后可出现不安、失眠、幻觉等，治疗早期30%患者出现轻度直立性低血压、心动过速。②重度：出现血便、黑粪或柏油便，意识紊乱、惊厥、抑郁、头晕、欣快感、运动失调、脱发、噩梦、勃起疼痛、心悸、心律失常、视觉障碍、不自主运动或异常虚弱。接受本品治疗1年以上的部分患者可突然发生运动不能、震颤及强直，如“开-关”现象，或发生反常运动不能或“起步困难”。

（2）药物相互作用：①本药不能与单胺氧化酶抑制药同服，如停用，至少停用2周以后方可使用本品。②吩噻嗪和丁酰苯类可降低左旋多巴疗效。③本药与降压药合用可产生直立性低血压。④本药与吩噻嗪类和丁酰苯类可能降低左旋多巴疗效。⑤苯妥英和罂粟碱可逆转左旋多巴对帕金森病的疗效。服用这些药物的患者给予本品时应仔细观察是否损失疗效。

（3）禁用、慎用：①对本品成分过敏者、患有狭角青光眼及疑有皮肤癌或有黑色素瘤史的患者禁用。②有精神病史、严重心血管病、肺病、支气管哮喘、肾病、肝病或内分泌疾患及胃溃疡或惊厥史者慎用。③妊娠或哺乳期妇女禁用。

（4）其他：①不推荐用于药源性锥体外系反应。②日剂量须仔细调节后确定，调节剂量期间，应对患者进行严密监护。

9.溴隐亭［溴麦角隐亭（片）］

（1）不良反应：①轻度。低血压（特别是体位变化时）、恶心、呕吐、腹痛、腹泻、便秘、头痛、眩晕、疲乏、食欲缺乏、失眠、鼻充血，继续用药，不良反应可以减轻。②重度。腹痛、不自主运动、焦虑、疲劳、惊厥、抑郁、吞咽困难、尿潴留、幻觉、神经紧张、噩梦、气促、皮疹、手足刺痛或视物模糊、肺部浸润、胸腔积液、胸膜增厚，罕见心肌梗死、癫痫发作、卒中等。

（2）药物相互作用：①本品不宜与口服激素类避孕同时应用，因后者会干扰治疗效果。本品与红霉素或交沙霉素合用，可增加血药浓度。②本药与降压药合用，可加强降压效果，而出现低血压；若合用，降压药用量应减少。③本药与$H_2$：受体阻滞药和吩噻嗪类药合用，可明显升高催乳素的血清浓度，而使本品疗效降低。④本药与左旋多巴合用可提高疗效，但应适当减少左旋多巴的剂量。⑤使用本品时，慎用下列药物：抗精神病药物（高催乳素血症拮抗药）；平滑肌解痉药（增加甲磺酸溴隐亭的毒性）；大环内酯类抗生素（可能提高甲磺酸溴隐亭片的血浆浓度，从而可能增加毒性）；生长抑素八肽（提高甲磺酸溴隐亭片的浓度）；苯丙醇胺（增加甲磺酸溴隐亭的毒性）；避免与其他麦角碱衍生物同时应用。

（3）禁用、慎用：①为多肽麦角生物碱，对麦角碱衍生物过敏者对本品亦可过敏，过敏者禁用。②曾患精神疾病、严重心血管疾病、胃溃疡和胃肠出血的患者，有高血压或高血压病史者禁用。③自发性和家族性震颤、Huntington舞蹈症、各种类型的内源性精神病、未经治疗的高血压、妊娠毒血症禁用。④哺乳期妇女禁用。

（4）其他：①能使妇女恢复正常排卵，故用药期间注意避孕。②长期服用应定期检查肝功能及血常规。女性用药超过6个月，还应进行血浆催乳素、排卵及黄体水平检查。门诊患者，应注意测血压。③大剂量用药可致精神障碍和痴呆，应慎用。④可发生视觉障碍，在驾驶或操控机器时应特别小心。

10.培高利特［协良行（片）］

（1）不良反应：常见的有不自主运动、幻觉、直立性低血压、困倦及意识模糊，以及胃肠道反应、心脑血管反应等。

（2）药物相互作用：①多巴胺拮抗药，如吩噻嗪类、丁酰苯类、硫杂蒽类和甲氧氯普安可降低本品疗效。②本药与抗高血压药物合用应注意直立性低血压的可能。③本药与左旋多巴合用，可能引起或加重患者已存在的精神错乱状态、幻觉以及运动障碍等。

（3）禁用、慎用：①对本药或其他麦角衍生物过敏者禁用。②心律失常、精神疾患慎用。③妊娠及哺乳期妇女慎用。

（4）其他：①晚期帕金森病患者如使用复方多巴和溴隐亭效果不好，可用培高利特代替溴隐亭。由于该药相对作用时间较长，特别适用于帕金森病多巴胺治疗有疗效减退者。夜间服用培高利特可以减轻深夜至清晨这一段时间的症状，对晨起肌紧张异常也有效。对“开–关”现象作用明显，能减少“开–关”波动，减轻“关”时的症状，增加“开”的时间。如有心律失常等周围性不良反应可用多潘立酮。②在用药前3～4周注意直立性和持久性低血压发生。③有心律失常倾向的心脏病患者给药应注意。④突然停药可出现幻觉和精神错乱，应逐渐停药。⑤由于本品蛋白结合率高（90%）故与影响蛋白结合的药物同时使用时应注意。⑥由于本品可以导致嗜睡，因此驾车、操纵具有危险性的机器时应该小心。

11.吡贝地尔［双哌嘧啶（片）、泰舒达（片、缓释片）］

（1）不良反应：偶有胃肠不适、恶心、呕吐和腹胀等，少数患者可有嗜睡或直立性低血压，精神障碍、幻觉等。

（2）药物相互作用：本药与其他相互作用较少，避免与中枢性多巴胺能拮抗药合用。

（3）禁用、慎用：严重的心血管疾病如循环功能衰竭、急性心肌梗死等及对本药过敏者禁用。

（4）其他：药片应于进餐结束时服用，不可嚼碎。

12.双氢麦角碱［弟哥静（片）、培磊能（胶囊）、喜得镇（片）、斯托芬（片、注射剂）、莱脱高（注射剂）、好如临（片）、舒脑宁（片、注射剂、缓释片）、依舒佳林（缓释片）、海特琴（片）、喜德镇（片）、培磊能（缓释胶囊剂）、克瑞帕（片）］

（1）不良反应：偶见轻度消化道不适。

（2）药物相互作用：本药与咖啡因合用可增加吸收和利用率。

（3）禁用、慎用：患急慢性精神病患者禁用。孕妇禁用。

13.司来吉兰［咪多吡（片）、优麦克斯（片）、思吉宁（片）、克金平（片）］

（1）不良反应：兴奋、失眠、幻觉、妄想和胃肠不适、口干、口唇麻木、眩晕、头痛、疲劳、便秘、体重减轻及直立性低血压等。少见的不良反应还有胃溃疡和排尿困难等。该药本身无毒性作用，不良反应的发生是由于增强多巴作用所致；与复方多巴合并应用时，多动症发生率增高；还可出现精神障碍、意识模糊、智能减退、幻觉、偏执妄想等不良反应。减少复方多巴量，不良反应可以减轻或消失。

（2）药物相互作用：①本药治疗期间避免使用拟交感药物；②本药与MAO-A抑制药合用可致血压下降；③本药避免与三环类抗抑郁药和5-羟色胺再摄取抑制药合用；④本药与左旋多巴及脱羧酶抑制药合用时，可减少外周的严重不良反应，此时左旋多巴应减量；⑤本药避免与氟西林、舍曲林、帕罗西汀合用；⑥本药禁止与哌替啶合用，否则可造成危及生命的严重反应。

（3）禁用、慎用：①家庭遗传性震颤、Huntington舞蹈疾病患者禁用，过敏者禁用。②胃十二指肠溃疡、不稳定高血压、心律失常、严重心绞痛或精神病患者服用时需注意。③肝功能不全者慎用。

（4）其他：本药与左旋多巴合用应注意减少左旋多巴用量约30%；能抑制唾液分泌，注意口腔卫生。

14.托卡朋［森得宁（片）］

（1）不良反应：运动障碍、失眠、恶心、呕吐、肌张力异常、肌肉痉挛、肝损害及直立性低血压等。不良反应随剂量增加而增加。

（2）禁用、慎用：肝功能不良者慎用。

15.恩他卡朋（胶囊）

（1）不良反应：过量可引起惊厥和运动减弱等。

（2）药物相互作用：诺米芬新，氯吉兰（抗抑郁药）及复方卡比多巴可明显增强本品的不良反应。

# 第十八章 癫 痫

癫痫是慢性反复发作性短暂脑功能失调综合征，以脑神经元异常放电引起反复痫性发作为特征，是发作性意识丧失的常见原因。流行病学资料显示，一般人群的癫痫年发病率为50～70／10万人，患病率约为5%，癫痫是神经系统疾病中仅次于脑卒中的第二大常见疾病。其病因可分为特发性、症状性、隐源性和状态关联性4大类，各种类型癫痫有特殊的发病机制和病理生理基础，但年龄、遗传因素、睡眠、内环境改变和脑功能状态可影响癫痫发作。临床上主要分为特发性癫痫和症状性癫痫2大类。

【用药原则】

1.确定是否用药 由于人一生中偶发一至数次癫痫发作（包括状态关联性发作）的机会大约5%，并不需要抗癫痫药物治疗。首次发作患者在查清病因前通常不宜用药，待到下次发作时再决定是否用药；发作期间长于1年、有酒精或药物刺激等诱因者，不能坚持服药（如人格异常）可不用抗癫痫药物；如1年中有2次或多次发作可酌情用单药治疗，进行性脑部疾病或脑电图显示癫痫放电者需用药治疗。

2.正确选择药物

（1）根据癫痫发作类型、癫痫及癫痫综合征类型选择用药：癫痫类型与药物治疗关系密切，是选药的重要依据。卡马西平、丙戊酸钠和苯妥英钠等抗癫痫谱较广泛，但不同药物治疗不同类型发作有明显差异。

（2）药物治疗反应：由于不同药物抗癫痫谱可有交叉，患者个体差异较大，临床需根据患者的药物反应进行调整。如一种药物使用足够剂量（血药浓度监测证实）和时间后仍无效可考虑换药。换药须有一定的重叠时间，如一种药物有效但控制发作不理想，可增加第2种药物，待发作被控制并稳定一段时间后可试行将第一种药物逐渐减量，若减药期间再出现发作应考虑联合用药。

（3）综合考虑患者的年龄、全身状况、耐受性及经济情况：例如，新生儿肝酶系统发育不全，用丙戊酸类要非常小心；苯妥英钠对骨骼系统发育有影响，小儿要避免使用；苯巴比妥对小儿智能、行为有一定影响，儿童不要长期使用。很多药物通过肝脏代谢，托吡酯（大部分）和加巴喷丁（全部）通过肾脏排泄，须注意患者的肝、肾功能改变。

3.尽量单药治疗 是使用抗癫痫药的重要原则，大部分患者可用单药治疗取得疗效。单药应自小剂量开始，缓慢增量至能最大限度地控制发作而无不良反应或反应很轻的最低有效剂量。以下情况可考虑联合用药：①难治性癫痫患者试用多种单药治疗方案无效；②患者有多种发作类型；③Lennox氏综合征患者在逐一试用单药治疗无效时可联合用药，最好选用作用原理、代谢途径及不良反应不同的药物，不宜合用化学结构相同的药物，如苯巴比妥与扑痫酮，氯硝西泮与地西泮等。

4.注意药物用法 用药方法取决于药物代谢特点、作用原理及不良反应出现规律等，因而差异很大。苯妥英钠常规剂量无效时增加剂量极易中毒，须非常小心；丙戊酸钠治疗范围大，开始即可给予常规剂量；卡马西平由于自身诱导作用使代谢逐渐加快，半衰期缩短，需逐渐加量，1周左右达到常规剂量；拉莫三嗪、托吡酯应逐渐加量，1个月左右达到治疗剂量，否则易出现皮疹、中枢神经系统不良反应等。

5.个体化治疗及长期监控 由于癫痫患者个体差异颇大，有的在较低血药浓度就已经有效，有的在治疗浓度内即出现明显的毒性反应，临床应注意监控疗效及药物不良反应，及时调整剂量以达到最佳疗效和避免不良反应。有的患者需药物监测，即监测血药浓度维持至有效治疗水平，但药物监测也应结合临床，如某种药物加量和避免出现不良反应，尤其儿童不能确切表达不良反应，更须注意。

6.严密观察不良反应 所有抗癫痫药均有不良反应，剂量相关性不良反应最常见，通常发生于开始用药或加量时，与血药浓度有关，治疗过程中须注意观察。多数常见不良反应为短暂性，缓慢减量即可明显减少，进食时服药可减少恶心反应，将较大的1次剂量睡前服用可减少镇静作用。严重特异反应须考虑减药、停药或换药，与剂量有关的一般性不良反应，通过逐渐加量、调节剂量等方法可以避免或减轻。

7.坚持长期规律治疗 癫痫治疗是一个长期过程，特发性癫痫通常在控制发作1～2年后，非特发性癫痫在控制发作3～5年后才考虑减量和停药，部分患者需终身服药。

8.掌握停药时机及方法 通过正规系统的治疗，约40%的癫痫患者可以完全停药。能否停药、何时停药注意根据癫痫类型及病因、发作已控制的时间、难易及时停药反应等确定。

【药物选择】

1.苯妥英钠 成人常用量，每日250～300mg，开始时100mg，每日2次，1～3周增加至250～300mg，分3次口服，极量1次300mg，500mg/d，由于个体差异及饱和药动学特点，用药需个体化。应用达到控制发作和血药浓度达稳态后，可改用长效（控释）制剂，1次顿服。如发作频繁，可按体重12～15mg/kg，分2或3次服用，每6h一次，第2天开始给予100mg（或按体重1.5～2mg/kg），每日3次直到调整至恰当剂量为止。小儿常用量：开始每日5mg/kg，分2或3次服用，按需调整，以每日不超过250mg为度。维持量为4～8mg/kg或按体表面积250mg/$m^2$，分2或3次服用，如有条件可进行血药浓度监测。最佳服药时间为餐后。

2.卡马西平 初始剂量每次100～200mg，每日2或3次，逐渐增加剂量至最佳疗效（通常为每天400mg，分2或3次）；儿童每天10～20mg/kg。

3.丙戊酸钠 口服，0.2～0.4g，2次/d。每日用量应根据患者的年龄和体重来定，而且，要考虑到对丙戊酸钠的广泛个体敏感性差异。最佳剂量需根据临床疗效来确定，当发作不能控制或怀疑有不良反应发生时，除临床监测外，要考虑做丙戊酸钠血浆浓度水平的测定，已报道有效范围为40～100mg/L（300～70μmol/L）。在没有用其他抗癫痫药的患者，每2～3d间隔增加药物剂量，1周内达到最佳剂量。在以前已接受其他抗癫痫药物患者，用本品替换要逐渐进行，在2周内达到最佳剂量，其他治疗逐渐减少至停用。如需加用其他抗癫痫药物，应逐渐加入。最初每日剂量通常为10～15mg/kg，然后剂量调整到最佳剂量，一般剂量为20～30mg/kg。但是，当此剂量范围不能控制发作时，可进一步增加剂量至足够，如果患者每日用量超过50mg/kg应对患者仔细监测。最佳服用时间及方式：应整片吞服。服后要多喝水或与食物同服，以免刺激口腔及胃黏膜。

4.苯巴比妥 ①口服。成人常用量：催眠，30～100mg，晚上1次顿服；镇静，15～30mg，每日2或3次；抗惊厥，每日90～180mg，可在晚上1次顿服，或30～60mg，每日3次；极量1次250mg，500mg/d。小儿常用量：用药应个体化，镇静，1次按体重2mg/kg，或按体表面积60mg/$m^2$，每日2或3次；抗惊厥，1次按体重3～5mg/kg。②肌内注射。具体用量及方法遵医嘱。

5.扑米酮 口服，开始剂量50mg，睡前服用，3日后改为每日2次，1周后改为每日3次，第10天开始改250mg，3次/d，总量不超过每天1.5g；剂量每日2g，维持量一般为250mg，3次/d。儿童：8岁以下每日睡前服50mg，3日后增加为每日2次，1周后改为100mg，每日2次，10d后根据情况可以增加至125～250mg，3次/d，或每日10～25mg/kg，分2或3次服用。8岁以上同成人。

6.乙琥胺　口服，开始，3～6岁为250mg，1次/d。6岁以上及成人，250mg，每日2次。以后可酌情逐渐增加剂量，6岁以下，每日不超过1g，分次服用。6岁以上及成人，每日1.5g，一般每4～7日增加250mg，至满意控制症状而不良反应最小为止。维持量为15～30mg/(kg·d)。

7.氯硝西泮　片剂：成人常用量，口服，开始用0.5mg，3次/d，每3日增加0.5～1mg，直到发作被控制或出现了不良反应为止。用量应个体化，成人最大量每天不要超过20mg小儿常用量：10岁或体重30kg以下的儿童开始每天按体重0.01～0.03mg/kg，分2或3次服用，以后每3日增加0.25～0.5mg，至达到按体重每天0.1～0.2mg/kg或出现了不良反应为止。氯硝西泮的疗程应不超过3～6个月。尽量避免肌注。控制癫痫持续状态可用静脉注射，用量及方法遵医嘱。

8.托吡酯　口服，从低剂量开始，逐渐增加至有效剂量。开始每晚服25mg，随后每周增加剂量25mg，直至症状控制为止。推荐日总量为100mg，最高为500mg。部分难治性癫痫患者可以耐受每日1 000mg剂量。上述推荐的剂量适用于所有成人包括老年人和无肾脏疾患的患者。

9.拉莫嗪嗪　口服。①合用丙戊酸钠的患者，第1、2周应用25mg，隔日1次；第3、4周开始，每天服用25mg，此后每1～2周增加25～50mg，直至达到维持量每日100～150mg，分次服用。②不与丙戊酸钠合用的患者，每天从50mg开始，2周后改为每天100mg，分次服用，逐步加到维持量每天300～500mg，分次服用。③周岁以上儿童，开始剂量为2mg/(kg·d)，维持量为5～15mg/(kg·d)，如症状得以控制，应尽量用小剂量。有效血浓度范围暂定1～4mg/L。

10.加巴喷丁　口服，第1日300mg；第2日600mg，分2次服用；第3日900mg，分3次服用。此后，剂量随临床疗效而决定，多数患者在900～1 800mg有效。12岁以下儿童的剂量未定，12～18岁少年，剂量与成年人相同。

11.非尔氨酯　口服，每日1.2g，分3或4次服用，逐渐可增至每日3.6g，儿童15mg/(kg·d)，分3或4次服用，逐渐增至45mg/(kg·d)。

12.氨己烯酸 口服，成人和9岁以上儿童为每天2g，分2次服用，每天最大剂量4g。3～9岁儿童，建议为每日1g。

【用药提示】

1.苯妥英钠［大仑丁（片）］

（1）不良反应：①中枢神经系统。一般与剂量有关。表现为眼球震颤、嗜睡、共济失调、眩晕、糊涂、颤抖、失眠、头痛、癫痫发作。②心血管系统。心动过缓、低血压、心血管虚脱、室颤。③眼。畏光、结膜炎、复视、视物模糊。④胃肠道。牙龈增生、恶心、呕吐、便秘、上腹痛、吞咽困难、失去味觉、体重减轻、肝炎、肝坏死。⑤血液。血小板减少、白细胞减少或增多、粒细胞增多、各类细胞减少、嗜酸细胞增多、大红细胞症、溶血性或再生障碍性贫血。⑥代谢。发热、血糖升高、糖尿、体重增加、水肿、促甲状腺素短时增高。⑦皮肤。脱发，多毛（特别是青年妇女），各种形式的皮疹（多形红斑、荨麻疹剥脱性皮炎），中毒性上皮细胞坏死、角化等。⑧其他。急性肾衰竭、低钙及碱性磷酸酶活性增高伴有的佝偻病及骨质发育不良、急性肺炎、肺纤维化、动脉周围结节化、急性全身性红斑狼疮、头面不正常（有口唇的增大）、淋巴结病等。

（2）药物相互作用：①能提高苯妥英钠血药浓度，增加其毒性的药物有，磺胺苯吡唑、氯丙嗪、丙氯拉秦、氯氮革、地西泮、丙氧芬、氟烷、甲苯丙醇类、舒噻美、三甲双酮、乙琥胺、氯霉素、异烟肼、环丝氨酸、对氨基水杨酸钠、双香豆素类、雌激素、戒酒硫、呋塞米、普萘洛尔、哌甲酯等。②能降低本品的血药浓度，降低其作用的有，苯巴比妥、卡马西平、氯硝西泮等，含钙、镁、铝的抗酸药也可与本品形成不溶解的复合物而减少其吸收。③可被本品改变血药浓度的药物有，苯巴比妥（血浓度上升）、地高辛、洋地黄毒苷、双香豆素类、多西环素、胰岛素、雌激素及皮质激素等血药浓度均下降。④抗精神病药、中枢兴奋药、三环类抗抑郁药、金刚烷胺等，均可降低癫痫发作阈值，促使发作。⑤其他。本药与多巴胺合用可出现严重低血压及心率减慢，如与流感疫苗合用，可增强发作；可抑制胰岛素的释放，减弱机体生理性降血糖作用，从而加重糖尿病，使隐性糖尿病患者出现症状，但并不直接影响胰岛素的降糖作用；对通过刺激胰岛细胞而发挥疗效的口服降糖药（如磺酰脲类药）则有减弱其疗效的作用；与利多卡因、普萘洛尔合用，可增加对心脏的抑制作用，曾有报道发生窦房停顿者；与口服避孕药同用可降低避孕药效力并使癫痫失控；与拟交感神经药物合用可诱发血压降低，心动过缓；与甲状腺素合用，可置换出与血浆蛋白结合的甲状腺素，提高其游离血浓度；可引起心律失常的不良反应。大剂量利血平可引起癫痫发作，不适用于高血压癫痫患者；必须合用时，要加大抗癫痫药的剂量。本品的酶诱导作用可加速维生素D的代谢灭活，引起维生素D及钙的缺乏。⑥本药为转氨酶诱导药，与皮质激素、洋地黄类（包括地高辛）、口服避孕药、环孢素类、雌激素、左旋多巴、奎尼丁、土霉素或三环类抗抑郁药物合用时，可降低这些药物的效应。

（3）禁用、慎用：①对本类药过敏、皮疹，由于低血糖所致的抽风、窦性心动过缓、完全性或不完全性心传导阻滞、阿–斯综合征表现为突然神志丧失合并心律失常）者禁用。②对乙内酰脲类药有过敏史或阿斯综合征、Ⅱ或Ⅲ度房室阻滞、窦房结阻滞、窦性心动过缓等心功能损害者禁用。③酒精中毒、血象低、低血压、心功能不全、衰弱者、重症患者、胰腺腺瘤、糖尿病、血糖高、呼吸抑制、心动过缓、急性间歇性卟啉症者慎用。

（4）其他：①服药早期不可从事带危险性的工作，如：司机、高空作业等。一般1～2年不发作者，可考虑安排安全度大的工作。②因癫痫不论何时何地均可随时发作，故应避免去危险处，如高空、河湖边、火边等，以免突然发作而遭受意外伤害。③按医嘱服药。长期用药者不可突然停药，也不可突然换服另一种药。可引起发作加剧，甚至诱发癫痫持续状态。④用药后可能有粉红或红棕色尿，无妨。⑤用药后可有齿龈增生，应以软毛牙刷刷牙，注意清除牙垢，按摩牙龈，并常去口腔科检查。小儿较多见，合用钙剂可减轻。⑥如已控制2年以上不发作，可逐渐减量直至停药，需要1～3个月以上的时间减量或更长时间，不可骤停。⑦避免暴饮暴食，平衡膳食（据报道，轻度脱水可减轻发作），生活要规律，适当休息，不过度饱食及多饮水。此外，禁止饮酒。酒精可增高血药水平，导致中毒。⑧避免受凉、感染；适当活动。⑨发作时，如连续发作，呼吸困难，应立即看急诊。⑩避免精神刺激，家属应注意勿激惹患者，劝慰患者不快时找亲友或医护人员谈心。⑩如果在用药期间怀孕，应向医生汇报。不可停药，以免癫痫发作而致母子发生危险。⑥如有头晕、皮肤干燥、声音变低沉等，应报告医生（可能为甲状腺分泌不足）。⑩如出现肝功能不良的症状（如黄疸），早期报告及处理可救命。因本品在肝内代谢，如肝受损可致血药浓度增高而中毒。

2.卡马西平［卡平（片）、得理多（片、糖浆、控释片）、氨甲酰氮䓬（片）、痛痉宁（片）、叉癫宁（片）、氨甲酰苯䓬（片）、痛惊宁（片）、痛可宁（片、缓释片）、芬

米普辛（片）、痛经宁（片）]

（1）不良反应：①常见不良反应是中枢神经系统反应，表现为视力模糊、复视、眼球震颤。②少见不良反应有变态反应、Stevens–Johnson综合征、儿童行为障碍、严重腹泻、稀释性低钠血症或水中毒、红斑狼疮样综合征，应停药。③罕见不良反应有腺体瘤或淋巴结瘤、粒细胞减少、骨髓抑制、心血管影响（包括心律失常、房室传导阻滞等）、中枢神经毒性反应、过敏性肝炎、低钙血症等，应停药。

（2）药物相互作用：①本药与对乙酰氨基酚合用，肝脏中毒的危险增加，后者的疗效则降低。②本药与双香豆素等抗凝药合用时，抗凝药的血药浓度降低，半衰期（T1/2）缩短，抗凝效应减弱。③本药与碳酸酐酶抑制药合用，出现骨质疏松的危险性增加，应停药。④本药与氯磺丙脲、氯贝丁酯、去氨加压素、赖氨加压素、垂体后叶素、增压素等合用，可加强利尿作用，需减量。⑤本药与含雌激素的避孕药、环孢素、洋地黄类（可能地高辛除外）、雌激素、左旋甲状腺或奎尼丁合用时疗效减低，用量应做调整。⑥红霉素与醋竹霉素以及右丙氧芬可抑制卡马西平的代谢，引起后者血药浓度的升高，出现毒性反应。⑦氟哌利多醇、洛沙平、马普替林、噻嗪类或三环类抗抑郁药可增强卡马西平对中枢神经的抑制，降低抗惊厥药的疗效。⑧本药与单胺氧化酶抑制药合用，可引起高热或（和）高血压危象、严重惊厥甚至死亡，二药应用至少间隔14d。当卡马西平用作抗惊厥药时，单胺氧化酶抑制药可以改变癫痫发作的类型。⑨丙戊酸钠合用增加本药代谢活性物的血浆浓度，出现过量征兆和降低丙戊酸钠的血药浓度。⑩本药与5–羟色胺类抗抑郁药合用可减少用量。⑪本药与多西环素合用，后者的血药浓度可能降低，必要时需要调整用量。⑫锂可以降低卡马西平的抗利尿作用。⑬卡马西平可以降低诺米芬辛的吸收并加快其消除。⑭本药与氢氯噻嗪、呋塞米等合用可引起低钠血症。⑮卡马西平对非极化肌肉松弛药有拮抗作用。

（3）禁用、慎用：①对本品或三环类抗抑郁药过敏者，有心脏房室传导阻滞，血小板及血清铁严重异常，骨髓抑制等病史者禁用。②乙醇中毒者、心脏损害者、冠状动脉病、糖尿病、青光眼、对其他药物有血液方面不良反应史的患者、尿潴留者慎用。

（4）其他：①卡马西平饭后立即服用可减少胃肠道反应。②对诊断的干扰，可使血尿素氮、丙氨酸氨基转移酶、门冬氨酸氨基转移酶、碱性磷酸酶、血清胆红素、尿糖、尿蛋白含量测试值升高，甲状腺功能试验值降低，血钙浓度降低。③用药期间注意随访检查全血细胞计数、尿常规、肝肾功能、卡马西平的血药浓度。

3.丙戊酸钠[抗癫灵(片)、典泰(缓释片)、德巴金(片、糖浆)、德巴全(糖浆、缓释片、注射液)、定百痉(片、口服液)、德巴金(口服液)、巴德金(缓释片)]

(1)不良反应:①常见:腹泻、恶心、呕吐、腹痛、消化不良、胃肠道痉挛、月经周期改变。②偶见。过敏性皮疹,血小板减少症或血小板凝聚抑制以致异常出血或淤斑,肝脏中毒出现球结膜和皮肤黄染,听力下降和可逆性听力损坏。③少见或罕见:便秘、嗜睡、脱发、眩晕、疲乏、头痛、共济失调、异常兴奋、不安和烦躁等。长期服用偶见胰腺炎及急性重型肝炎。

(2)药物相互作用:①本药与酒精、中枢神经系统抑制药(抗组胺药、巴比妥类药、肌肉松弛药、镇痛药、麻醉药)或三环抗抑郁药合用时,可导致嗜睡。②本药与口服抗凝药、阿司匹林、双嘧达莫、磺吡酮等合用易发生出血并发症。③本药能增加苯巴比妥和扑米酮的血药浓度和不良反应。④本药与氯硝西泮或苯妥英合用可增加癫痫发作的可能性。⑤阿司匹林可影响本品的代谢而增加其毒性和不良反应。⑥本药与卡马西平合用,二者血药浓度和T1/2降低。⑦本药与肝脏有毒性的药物合用,有潜在肝脏中毒的危险。⑧氟哌利多醇、洛沙平、马普替林、吩噻嗪类、噻嗪类或三环类抗抑郁药可增强对中枢神经的抑制,降低丙戊酸的疗效。⑨本药与解痉药合用,加强抗痉作用。⑩饮酒可加重镇静作用。⑪丙戊酸通常没有酶诱导作用,因此丙戊酸不会减低使用避孕药妇女酮激素的效果。⑫同时应用抗凝药如华法林或肝素等,及溶血药,可能增加抗凝药的效应。⑬本品可引起低凝血酶原症和抑制血小板凝聚作用,给予抗凝药或溶血栓药,出血的危险性增加。⑭全麻药与本品合用,前者的临床效应可更明显。⑮本药与对肝脏有毒性的药物合用时,潜藏着肝脏中毒的危险,有肝病史者长期应用需经常检查肝功能。

(3)禁用、慎用:①对本品过敏者、卟啉症、急性肝炎、慢性肝炎、个人或家族有严重肝炎史,特别是药物所致肝炎禁用。②血液病、肾功能损害、器质性脑病慎用。③本品可分泌入乳汁,孕妇、哺乳期妇女应慎用。

(4)其他:①饭后立即服用可减少胃肠道反应。②对诊断的干扰,使尿酮试验出现假阳性,使乳酸脱氢酶、丙氨酸氨基转移酶、门冬氨酸氨基转移酶、碱性磷酸酶、血清胆红素可轻度升高,出血时间延长,甲状腺功能试验改变。③用药期间注意随访,检查全血细胞计数、肝肾功能。④停药应逐渐减量以防再次出现发作;取代其他抗惊厥药物时，本品应逐渐增加用量，而被取代药物应逐渐减量。⑤外科手术或其他急症治疗时应考虑可能遇到的时间延长，或中枢神经抑制药作用的增强。⑥本品不良反应发生，往往提示血浆丙戊酸浓度＞120 μg／mL，故建议有条件的医院最好进行血药浓度检查。⑦出现意识障碍、肝功能异常、胰腺炎等严重不良反应时，应停药。

4.苯巴比妥［鲁米那（片、注射剂）、鲁米钠（注射剂）］

（1）不良反应：常见嗜睡、眩晕、头痛、精神不振等；偶见叶酸、多种维生素和氨基酸缺乏，粒细胞减少，皮疹、环形红斑等，应停药；较少见幻觉、低血压、血栓性静脉炎、血小板减少、肝功能损害、黄疸、骨痛、肌肉无力等，老年、儿童和糖尿病患者出现抑郁或逆向反应以及因过敏而出现意识模糊。长期应用可使药效减弱，产生耐受性或成瘾。长期应用还可致低钙血症、高碱性磷酸酶血症，甚至代谢性骨病。

（2）药物相互作用：①由于肝诱导酶作用，本药可降低对乙酰氨基酚、肾上腺皮质激素、环孢素、洋地黄苷类、奎宁、奎尼丁、抗凝药、口服避孕药、雌激素等药物的药效。②本药与酒精、中枢神经系统抑制药、麻醉药合用，可引起神经系统抑制效应增强。两种药量均应减少。③苯丙胺可引起本品吸收推迟。④本药与苯妥英钠合用，血药浓度的影响不确定。本品引起乙琥胺和卡马西平血药浓度降低，而使丙戊酸钠血药浓度增高。⑤本药与钙拮抗药合用引起血压下降。⑥本药与碳酸酐酶抑制药同时应用，药效增强。⑦本药可增加环磷酰胺烷基化代谢产物。⑧本药可使灰黄霉素吸收不良。⑨本药与氟哌啶醇联合应用治疗癫痫时，可引起癫痫发作形式改变，抗惊厥药的血药浓度需要调整。⑩本药与吩噻嗪类和四环类抗抑郁药物合用可降低抽搐阈值。⑪本药与布洛芬类药合用可以减少或缩短清除T1/2的时间而减少作用强度。

（3）禁用、慎用：①对巴比妥类或本品过敏者，卟啉症或有卟啉症家族史者，有严重的呼吸道、心、肾、肺疾病者，颅脑损伤者，严重肝肾功能不全及肝硬化患者，过去对镇静药物有成瘾者，疼痛未控制者禁用。②衰弱者、甲状腺功能亢进、糖尿病、严重贫血、发热、过敏体质、产时、产后、轻微脑功能障碍、低血压、高血压、肾上腺功能减退、高空作业、精细和危险工种作业者慎用。③孕妇及哺乳期妇女禁用。

（4）其他：①与水、牛奶或食物同服可避免胃部刺激。②对诊断的干扰，因酶的诱导促使胆红素结合的葡糖醛酸转化，抑制血清胆红素，使之浓度有所降低。③静注速度不应超过每分钟60mg，过快可引起呼吸抑制。此时不宜用纯氧吸入救治。④做抗癫痫应用时可能需10～30d才能达到最大效果，需按体重计算药量，如有可能应定期测定血药浓度，以达到最大疗效。⑤长期应用可产生精神或躯体的药物依赖性，停药需逐渐减量，以免引起撤药症状。

5.扑米酮［麦苏林(片)］

(1)不良反应：①患者不能耐受或过量的症状，视力改变、精神错乱、呼吸短促或呼吸障碍。②较少见的不良反应为，儿童和老年人中容易发生异常兴奋或不安等。③偶见的不良反应，呼吸困难、荨麻疹、眼睑肿胀、喘鸣或胸部紧迫感(过敏反应)、异常疲乏感或软弱(巨细胞性贫血)。④持续出现而需注意的不良反应，手脚不灵活或步态不稳、眩晕、嗜睡。发生较少的，性功能减退、头痛、食欲减退、恶心、呕吐，但继续服用后往往会减轻或消失。⑤重度，出现视物模糊、精神错乱、呼吸短促、共济失调和皮疹。

(2)药物相互作用：①本药不宜与酒精、其他中枢神经系统抑制药(如巴比妥类药、抗组胺药、肌肉松弛药、镇痛药、麻醉药、苯二氮唑类镇静药、吩噻嗪类镇静药、催眠药及三环类抗抑郁药)合用，因为合用可产生过度嗜睡或呼吸抑制。必须合用时，用量需调整。②本药能加强肾上腺皮质激素、口服抗凝药、地高辛、多西环素和三环类抗抑郁药的代谢，使这些药物代谢加快疗效降低。③本药不宜与灰黄霉素合用，因能减少灰黄霉素在胃肠道的吸收而降低其药效。④本药与单胺氧化酶抑制药合用时，代谢处于抑制状态，血药浓度升高，有可能出现中毒。⑤本药可增加维生素C由肾排出，由于肝微粒体酶的正诱导，可使维生素D的代谢加快。本品可减低维生素$B_{12}$自胃肠道吸收。⑥本药与垂体后叶素合用，有增加心律失常或冠状动脉供血不足的危险。⑦卡马西平与本品合用，由于本品的代谢产物苯巴比妥对肝代谢酶的正诱导，卡马西平的疗效降低；反之卡马西平也可通过同样的酶诱导，使本品的代谢加快而疗效降低；因此，二药合用应测定血药浓度。⑧本药与其他抗癫痫药合用，由于代谢的变化而引起癫痫发作形式改变，需及时调整用量；与苯妥英钠合用有协同作用。⑨本药与丙戊酸钠合用，可以增加血药浓度，导致中枢神经的抑制和中毒，这是由于蛋白结合的竞争和代谢的减慢。同时丙戊酸钠的T1/2可能缩短，应按需调整扑米酮的用量。

(3)禁用、慎用：①对巴比妥类过敏者对本品也可能过敏，禁用。②卟啉病患者禁用。③肝肾功能障碍患者、哺乳期妇女慎用。④哮喘、肺气肿或其他可能加重呼吸困难或气道不畅等呼吸系统疾患慎用。

（4）其他：①与牛奶、食物和水同服，可避免对胃的刺激。②服用本品应定时，以利血药浓度恒定而产生最佳的疗效。③若漏服本品在2h以上，患者应向医师了解，并遵医嘱继续服药。④服药期间不要自行停药，以避免导致病情恶化，若发生不良反应，患者应及时与医师联系解决。⑤用药期间不宜驾车或从事危险活动。⑥用药期间应注意检查全血细胞计数，定期测定扑米酮及其代谢产物苯巴比妥的血药浓度。⑦对诊断的干扰。血清胆红素可能降低。酚妥拉明试验可出现假阳性，如果需做此试验时需停药至少24h，最好48～72h。⑧由于本品用药剂量的个体差异很大，因此给药需个体化。⑨用药自小剂量开始，若一开始即服250mg，3次/d，有些患者会产生剧烈眩晕，呕吐，以致拒绝服药。⑩扑米酮的主要代谢产物之一苯巴比妥会影响扑米酮的血药浓度，不良反应，相互作用和疗效。⑪停药时扑米酮的用量应递减，防止重新发作。

6.乙琥胺

（1）不良反应：①常见有恶心、呕吐、上腹部不适、食欲减退；其次眩晕、头痛、嗜睡、幻觉及呃逆；偶见粒细胞减少、白细胞减少、再生障碍性贫血；有时可引起肝、肾损害。故用药时需注意检查血常规及肝肾功能。②个别患者可出现荨麻疹、红斑狼疮等过敏反应，应立即停药。与甲琥胺、苯琥胺可发生交叉过敏反应。

（2）药物相互作用：①本品与碱性药物合用时，可减慢自肾的排出，使血药浓度增高，作用增强；与酸性药物合用时，加速排泄，降低疗效，故需适当调整剂量。②本药与三环类抗抑郁药、吩噻嗪类抗精神病药合用，可降低抗惊厥效应。③本药与卡马西平合用，两者代谢均加快。

（3）禁用、慎用：①对本药过敏者禁用。②有贫血者应慎用。③严重肝、肾功能不全者慎用。④孕妇及哺乳期妇女应慎用。

（4）其他：①对大、小发作混合性癫痫的治疗应合用苯巴比妥或苯妥英钠。②可与食物或牛奶同服，以减少对胃部刺激。③停药时须逐步减量，以免失神状态出现。④当用于代替其他抗癫痫药时应逐步增量。⑤合并用药时也应逐步增加剂量，以便达到所需的血药浓度。⑥当与静脉注射地西泮合用时，初次剂量可以较大，以求迅速达到有效血药浓度40～100μg/mL。⑦成人剂量超过1.5g/d，6岁以下儿童超过1.0g/d时，应密切注意毒性反应。

7.氯硝西泮[氯硝安定(注射剂)、利福全(片)、静康(片)]

(1)不良反应:①常见嗜睡、头昏、共济失调、行为紊乱、异常兴奋、神经过敏易激惹(反常反应)、肌力减退。②较少发生的有行为障碍、思维不能集中、易暴怒(儿童多见)、精神错乱、幻觉、精神抑郁、皮疹或过敏、咽痛、发热或出血异常、淤斑、极度疲乏、乏力(血细胞减少)。③行动不灵活、步态不稳、嗜睡、视力模糊、便秘、腹泻、眩晕或头晕、头痛、气管分泌物增多、恶心、排尿障碍、语言不清。

(2)药物相互作用:①本药与中枢抑制药合用可增加呼吸抑制作用。②本药与易成瘾和其他可能成瘾药物合用时,成瘾的危险性增加。③本药与乙醇及全麻药、可乐定、镇痛药、吩噻嗪类、单胺氧化酶A型抑制药和三环类抗抑郁药合用时,可彼此增效,应调整用量。④本药与抗高血压药和利尿降压药合用,可使降压作用增强。⑤本药与西咪替丁、普萘洛尔合用,清除减慢,血浆半衰期延长。⑥本药与扑米酮合用由于减慢后者代谢,需调整扑米酮的用量。⑦本药与左旋多巴合用时,可降低后者的疗效。⑧本药与利福平合用,增加消除,血药浓度降低。⑨异烟肼抑制本品的消除,致血药浓度增高。⑩本药与地高辛合用,可增加地高辛血药浓度而致中毒。

(3)禁用、慎用:对苯二氮唑药物过敏者可能对本药过敏,禁用。严重的急性乙醇中毒,重度重症肌无力,急性闭角型青光眼,低蛋白血症,多动症者,严重慢性阻塞性肺部病变,外科或长期卧床患者慎用。

(4)其他:①尽量避免肌内注射。②幼儿中枢神经系统对本药异常敏感。③老年人中枢神经系统对本药较敏感。④癫痫患者突然停药可引起癫痫持续状态。⑤严重的精神抑郁可使病情加重,甚至产生自杀倾向,应采取预防措施。⑥避免长期大量使用而成瘾,如长期使用应逐渐减量,不宜骤停。⑦对本类药耐受量小的患者初用量宜小。

8.托吡酯[妥泰(片)]

(1)不良反应:不良反应发生率约占20%,其中以轻度较多,常在迅速加药过程中出现,但持续时间一般不超过4个月。按照症状的频度依次为头晕、疲乏、复视、眼球震颤、嗜睡、精神异常、思维紊乱、共济失调、厌食、注意力不集中等。

(2)药物相互作用:①与转氨酶诱导药合用时,如苯妥英钠和卡马西平可降低本药的血浆浓度,服用地高辛治疗的患者加用和停用本品都应注意监测地高辛的血清浓度。②同时口服炔诺酮/炔雌醇(1mg/0.035mg)避孕药可使雌激素作用下降。

（3）禁用、慎用：已知对本品过敏者禁用。

（4）其他：①服用时不受进食影响。停药应逐渐减量，以免出现癫痫发作，一般可每周减量100mg，某些患者在无并发症的情况下停药过程可加速。②驾驶及操纵机器时易发生危险，应注意。③接受本品治疗的患者中有报道出现假性近视和继发性闭角型青光眼的综合征，应立即停药并降低眼压。

9.拉莫嗪嗪[利必通（片）]

（1）不良反应：①常见有头痛、视力模糊、复视、眩晕、共济失调、恶心、呕吐和皮疹。其中以头痛（29%）、头晕（19%）最为多见。②较少见有变态反应、面部皮肤水肿、肢体坏死、腹胀、光敏皮炎和自杀企图等。此外还有胃纳减少、体重减轻等。③与剂量相关的不良反应有共济失调、视物模糊、复视、头晕、恶心、呕吐等。④剂量过大时，出现严重嗜睡、头痛，甚至昏迷。⑤罕见严重致命性皮疹、Stevens-Johnson综合征。

（2）药物相互作用：①有报道可抑制卡马西平的代谢，提高后者的中枢神经系统不良反应。②丙戊酸钠可减慢本品代谢，延长其T1/2。③卡马西平、苯妥英钠和扑米酮可加速其消除，合用时应注意调整剂量。④对乙酰氨基酚可加速本品排泄。

（3）禁用、慎用：过敏体质者禁用。

（4）其他：本药能与眼睛及全身其他色素组织结合，出现眼睛和皮肤组织中毒。因此出现皮疹应当立即停药，并评价皮疹是否与拉莫三嗪有关。不能突然停药，否则可增加癫痫发作的频率。

10.加巴喷丁[诺立汀（胶囊）]

（1）不良反应：较常见有共济失调，站立不稳、眼球震颤（持续性、不定方向、伸缩性或旋转性眼球运动）。较少见的有遗忘、忧郁、易激动及其他情绪和精神方面改变。罕见粒细胞减少症，一般没有症状，偶有发热、咳嗽、下部背痛及排尿困难等。过量症状为严重腹泻、复视、严重的头晕、嗜睡和严重构音障碍、口齿不清，严重者致死。

（2）药物相互作用：制酸药能减少加巴喷丁的吸收20%以上，因此必须在服制酸药2h后服用。本药与酒精或其他中枢神经抑制药联合应用时将增加中枢抑制作用。

（3）禁用、慎用：本药可使某些癫痫发作加重，应注意。哺乳期妇女应慎用。

（4）其他：①本药可使某些癫痫发作加重，故对包括失神性发作在内的混合性癫痫慎用。②如换药或停药应逐渐减量，至少在1周内逐渐进行。③口服后可出现假性蛋白尿和白细胞减少。④用药剂量由临床效果决定，不由血药浓度决定。⑤首次给药应当睡前服用，以减少不良反应。⑥当药物剂量用到每天3次时，每次给药间距不得＞12h。⑦血液透析患者，首剂口服300～400mg，然后每透析4h给予200～300mg。

11.非尔氨酯

（1）不良反应：常见有胃肠道反应如恶心、呕吐、厌食等，神经系统反应如头晕、失眠、困倦、复视等，但都较轻微。非尔氨酯还能引起贫血和肝功能损害。

（2）药物相互作用：①合并用药的不良反应要比单独用药多，主要是由于本品与其他抗癫痫药之间存在相互作用，故应在合并用药时调整剂量。②本药与其他抗癫痫药合用时，可使其他抗癫痫药物的药动学参数改变；与丙戊酸钠合用，血药浓度增加；与苯妥英钠、卡马西平合用，血药浓度降低，而苯妥英钠的血药浓度增高，卡马西平的血药浓度降低。

（3）其他：治疗前后应定期进行血常规和肝功能检查，一旦发现有骨髓抑制现象应立即停药。用药期间应避免暴露于紫外线下，否则易发生光敏反应。

12.氨己烯酸［喜保宁（片）］

（1）不良反应：嗜睡、共济失调、头痛、头晕、情绪激动、记忆障碍及体重增加。本品所引起的精神障碍在减量或停药后可逐渐消失。

（2）药物相互作用：本药可使苯妥英钠、苯巴比妥和扑米酮的血药浓度分别降低20%、7%和11%。当本药与苯妥英钠合用时，苯妥英钠剂量需增加。

（3）禁用、慎用：老年患者、肾功能损害患者应慎用。对本品过敏者禁用。

（4）其他：突然停药会引起癫痫的反跳性发作，故应在2～4周内逐渐减少药量。服药期间应当避免驾车或操作复杂的机器，除非经过检验，证明患者已经适应了这种药物，不影响做这些工作。

# 第十九章 短暂性脑缺血发作

短暂性脑缺血发作（TIA）是由颅内血管病变引起的一过性或短暂性、局灶性脑或视网膜功能障碍，临床症状一般持续10～15min，多在1h内，不超过24h。不遗留神经功能缺损症状和体征，结构性影像学（CT、MRI）检查无责任病灶。TIA的症状是多种多样的，取决于受累血管的分布。颈内动脉系统的TIA：多表现为单眼（同侧）或大脑半球症状。视觉症状表现为一过性黑蒙、雾视、视野中有黑点或有时眼前有阴影摇晃。大脑半球症状多为一侧面部或肢体的无力或麻木，可以出现言语困难（失语）和认知及行为功能的改变。椎－基底动脉系统的TIA：通常表现为眩晕、头晕、构音障碍、跌倒发作、共济失调、异常的眼球运动、复视、交叉性运动或感觉障碍、偏盲或双侧视力丧失。TIA患者发生卒中的概率明显高于一般人群。1次TIA后，1个月内发生卒中占4%～8%，1年内12%～13%，5年内则达24%～29%。TIA患者发生卒中在第1年内较一般人群高13～16倍，5年内也达7倍之多。

【病因与发病机制】

TIA的病因及发病机制尚不完全清楚，目前在认识上还存在着分歧和争论。多数学者认为，TIA是一种在动脉粥样硬化的基础上，由于某种原因使颅内小动脉管腔缩小，血流量降低，导致脑局部神经组织的代谢需要与所获得的血液之间供不应求，以后又由于脑血管的自动调节和侧支循环的及时建立而纠正了局灶性脑缺血缺氧，因此，症状多在24小时内消失。关于其预后，公认为约1/3发展为脑梗死，1/3继续发作，1/3可自行缓解。

1.微栓子栓塞

由血小板、白细胞、纤维素、胆固醇结晶等组成的微栓子主要来自颈外动脉、唯一基底动脉、心脏及其发出的大血管。当这些动脉血管粥样硬化斑块发生溃疡时，溃疡表面纤维素、血小板、白细胞和胆固醇结晶等沉积物自身裂解脱落后，循血流进入视网膜或脑小动脉，使小血管管腔发生栓塞，周围脑组织缺血水肿，产生局灶性脑缺血症状。由于栓子微小，又易自溶碎裂成更小的栓子，随血流到远端更细的动脉。以后由于栓子的溶解，脑组织血流恢复，症状缓解。

2.脑血管痉挛

多数学者认为，血管痉挛可发生于颈内动脉与脑基底动脉环，脑血管造影可见大动脉痉挛。由于高血压或动脉粥样硬化，颈内动脉狭窄或纡曲，血液通过此处产生漩涡，刺激动脉壁产生血管痉挛而引起短暂脑缺血发作。

3.盗血现象

典型的盗血见于锁骨下动脉盗血综合征。无名动脉或者锁骨下动脉在发出椎动脉之前，由于动脉硬化、先天变异出现动脉严重狭窄或完全闭塞。患侧椎动脉压力降低，颅内血液经患侧椎动脉倒流入同侧锁骨下动脉，以供应患侧上肢，当患侧上肢活动时血液的分流增加，就会产生椎动脉TIA。

4.血流动力学障碍

因动脉粥样硬化而使脑血管狭窄，管腔发生闭塞，平时靠侧支循环维持该部位脑组织血液。当某些因素如阵发性心律失常、心肌梗死、泵衰竭使心排血量一时性降低，血压下降导致全身和脑循环血量下降时，该处脑组织侧支循环不能代偿，血压降低，脑血流量下降，供血减少而发生脑缺血症状。

5.血小板聚集性增高

循环中血小板聚集及其释放物可成为血管壁损伤原因，可能是动脉硬化起始因素，也是微小栓子形成原因之一。因此，血小板活性增高在脑缺血发病机制的各个环节上都起关键性作用。

6.其他

血液的高凝状态、颈部动脉受压、外伤、颅内动脉炎、高脂血症、低氧血症、颈椎病、血压过低等都可能与TIA的发生有一定关系。

【临床表现】

（一）症状和体征

TIA常发于中老年人（50～70岁），男性较多。发作的特点是起病急，突然发病；迅速出现局限性神经功能缺失症状和体征，数分钟达到高峰，病程短暂，症状消失迅速，持续数分钟或十余分钟缓解，但在24小时内完全恢复，一般不遗留任何神经功能障碍的后遗症；反复发作，多达1日数次，少则数年1次，每次发作均表现有按一定脑血管支配区的脑局部定位体征，而且其发作体征象对固定，症状相似；多数无意识障碍，并无颅内压增高的表现；大多数患者神志清楚，能陈述其症状。常合并高血压、糖尿病、心脏病和高脂血症等。

1.颈内动脉系统TIA

通常发作持续时间短，频率低，并且有较多可能进展为脑梗死。

（1）常见症状：对侧上下肢或单肢无力或发作性轻瘫，同时可伴有对侧面部轻瘫，为大脑中动脉供血区或大脑中动脉—前动脉皮质支分水岭区缺血表现。

（2）特征性症状：①眼动脉交叉瘫，即病变侧单眼一过性黑蒙、短暂的单眼失明、对侧偏瘫及感觉障碍；以及Hornet征交叉性瘫痪，即病变侧Hornet征。②大脑主侧半球受累，出现失语症，即Broca失语、wernicke失语及传导性失语，为大脑中动脉皮质支缺血累及大脑外侧裂周围区导致。

（3）可能出现的症状：①对侧偏身感觉障碍，麻木或针刺、触电感，为大脑中动脉供血区或大脑中—后动脉皮质支分水岭区缺血导致。②有对侧同向性偏盲，较少见，为大脑中——后动脉皮质支或大脑前—中—后动脉皮质支分水岭区缺血，而使顶、枕、颞交界区受累所致。

2.椎基底动脉系统TIA

发作持续时间长，频率高，并且进展为脑梗死的机会少。

（1）常见症状：发作性眩晕、平衡及协调运动障碍，同时可伴有恶心、呕吐等，在脑干前庭系统缺血时，多数不伴有耳鸣；内听动脉缺血使内耳受累时，少数可伴耳鸣。

（2）特征性症状：①跌倒发作（drop attack）：脑后动脉短暂脑缺血发作时，皮质盲或视野缺损，由于下部脑干与上部延髓的网状脊髓束、皮质脊髓束缺血，患者转头或仰头时，两下肢肌张力突然丧失而跌倒，无意识丧失表现，可很快自行站起。②短暂性全面性遗忘症（transient global amnesia，TGA）：大脑后动脉颞支缺血，累及颞叶内侧、海马，发作性短时间内记忆丧失，患者对此有自知力，持续数分钟至数十分钟，伴时间、地点定向障碍，谈话、书写和计算能力正常，紧张的体力活动可诱发。③双侧大脑后动脉距状支缺血累及枕叶视皮质，出现双眼视力障碍。

（3）可能出现的症状：①椎动脉或小脑后下动脉缺血，导致短暂的真性延髓性麻痹，出现急性发生的吞咽困难、饮水呛咳以及构音障碍。②椎基底动脉小脑分支缺血，导致小脑或小脑-脑干连系纤维受损，出现小脑性共济失调。③高位脑干网状结构缺血，累及网状激活系统及交感神经下行纤维，出现意识障碍伴或不伴有瞳孔缩小。④病侧三叉神经脊束核以及对侧已交叉的脊髓丘脑束受损，小脑后下动脉或椎动脉缺血，导致延髓背外侧综合征，一侧或双侧面、口周麻木及交叉性感觉障碍。⑤脑干旁中线动脉缺血累及动眼、滑车及外展神经核，出现的眼外肌麻痹及复视。⑥一侧脑干缺血典型表现，如Weber综合征等，出现交叉性瘫痪。

（二）实验室检查及其他检查

1.血液生化检查

血常规及生化检查是必要的。血液生化及血液流变学检查可发现脂质代谢紊乱和血液黏度增高。

2.颅脑CT扫描和MRI检查

颅脑CT扫描和MRI检查多无明显异常，但是有少数患者可见到小灶性低密度腔隙性梗死，称TIA型脑梗死。在发作期间，弥散加权MRI和PEF可显示片状缺血灶。椎基底动脉TIA患者颈椎CT片大部分可有骨质增生和椎间隙变窄。

3.单光子发射计算机断层扫描（SPECT）

SPECT可发现局部脑灌流量减少程度及缺血部位，可用SPECT机测脑血流量（CBF）/脑血容量（CBV）的比率，发现脑血流动力学对脑功能的影响，进行脑卒中预报，对TIA诊断的敏感度为88%。

4.正电了发射断层扫描（PET）

PET可显示局灶性代谢障碍。

5.血管检查

颈动脉搏动消失表示颈内动脉颅外段阻塞。外周动脉多处搏动消失或减弱，且有颈动脉杂音者，在颈动脉分叉处可闻及Ⅲ级以上高调收缩舒张双期杂音者，提示高度颈动脉狭窄。

6.眼底检查

眼底检查可以见到栓子。胆固醇结晶栓子是橘红色，可向前移动，数小时后消失；血小板与纤维蛋白栓子呈灰白色，常固定不动，易引起梗死后出血。

7.脑血管造影

脑血管造影能够显示脑动脉的狭窄部位以及程度、侧支循环特点、动脉粥样硬化斑块以及溃疡的部位。颈内动脉或椎基底动脉狭窄、闭塞或粥样硬化斑块溃疡是TIA常见的病灶或栓子的来源。椎基底动脉TIA患者可见椎动脉起源处或锁骨下动脉处狭窄。少数患者可见有锁骨下动脉盗血现象。

8.多普勒超声

DDI和TCD检查能发现狭窄或闭塞的血管、血流速度异常及血管杂音。较先进的三维颅脑超声检查能发现部分患者有血流异常。

9.心脏及颈椎X线检查

心脏X线检查观察有无心脏瓣膜病及主动脉弓异常。颈椎X线检查可了解患者有无退行性变、骨质增生、椎间隙变窄、横突孔变小等。

10.脑电图

TIA患者脑电图检查一般为正常，可用于鉴别癫痫发作。

11.心电图

心电图常显示冠状动脉供血不足。

【诊断要点】

1.短暂的、可逆的、局部的脑血液循环障碍，可反复发作，少者1～2次，多至数十次，多与动脉粥样硬化有关，也可是脑梗死的前驱症状。

2.可表现为颈内动脉系统和（或）椎基底动脉系统的症状和体征。

3.每次发作持续时间通常在数分钟至1小时左右，症状和体征应该在24小时以内完全消失，恢复正常。

4.多为中、老年人发病。

5.颅脑CT扫描或MRI检查有（或无）腔隙性梗死表现，发作间歇期无明显神经系统体征。

【鉴别诊断】

由于本病主要依靠患者及陪同人员讲述，患者在发病时，其觉察力、判断力和记忆力也可能受到影响，而且没有客观的检查指标可以说明问题。因此，在做出TIA诊断以前，必须注意与以下疾病相鉴别。

1.局灶性癫痫发作

发作类型常为刺激性症状，表现为抽搐、发麻等症状，并常按皮质的功能区扩展。多为症状性癫痫，并可检查到脑部器质性刺激性病灶。还可能出现全身性癫痫发作，严重者可能出现舌咬伤、尿失禁、意识障碍等，可见于各种年龄，以青、少年为多，发作持续时间多为数分钟，极少超过30分钟。脑电图或脑电地形图有特异或相对特异性改变，可以帮助诊断。

2.晕厥

晕厥是因为迷走神经兴奋性增高、心源性颈动脉过敏、心动过缓、直立性低血压、强烈的情绪变化或低血糖等原因引起的一种神经功能障碍。发作时，患者多表现为面色苍白、冷汗、脉细、血压下降及意识丧失，有的伴有全身抽搐，当患者身体转为水平位后即可恢复，而无局灶性脑功能缺失的表现，常伴有较严重的自伤。与椎基底动脉的短暂性脑缺血发作表现的突发性意识丧失的主要区别在于：晕厥发作时，人体均处于直立状态，血压下降，脉搏缓慢，血糖偏低或有明显的情绪因素等，但无神经系统定位体征。

3.内耳眩晕病

内耳眩晕病主要表现为眩晕，伴有耳鸣、耳聋、恶心、呕吐、眼震、共济失调，与椎基底动脉系统TIA相似。发作时间较长，超过24小时，可长达数日才逐渐缓解。发病年龄较轻，可反复发作，常达数年或数十年之久。并且在多次发作后有持久的听力下降，没有其他神经局灶症状及体征。

4.偏头痛

偏头痛好发于青年人，以反复发作的剧烈搏动性头痛或者头部胀痛为特征。发作前可出现幻觉或视野缺损，一侧肢体感觉异常或肌无力等，常伴有神经功能短暂缺失，头痛的时间一般超过24小时，病程长，并常有家族史，以头痛为主，伴恶心和呕吐，止痛药物有效。短暂性脑缺血发作多伴有头痛，但不很剧烈。

【用药原则】

TIA是卒中的高危因素，需对其积极进行治疗，整个治疗应尽可能个体化。TIA的患者都有发生完全性卒中或二次卒中的危险，且很可能在初次卒中后2周内发生。因此，寻找并治疗TIA的原因，预防第二次更严重的卒中，在中青年卒中患者显得十分重要。应积极去除包括高血压、血流动力学异常、吸烟、过量饮酒、高脂血症以及动脉狭窄在内的多项危险因素。

药物治疗的目的是预防进展或复发，防治TIA后再灌注损伤，保护脑组织。一旦患者出现TIA时，除针对危险因素进行干预外，应给予积极的抗血小板治疗，已证实对有卒中危险因素的患者行抗血小板治疗能有效预防卒中，对TIA尤其是反复发生TIA的患者应首先考虑选用。抗凝治疗不作为常规治疗，抗凝治疗TIA已经有几十年的历史，虽然目前尚无有力的临床试验证据来支持抗凝治疗作为TIA的常规治疗，但临床上对房颤、频繁发作TIA或椎基底动脉TIA患者或TIA患者经抗血小板治疗，症状仍频繁发作的，可考虑选用抗凝治疗，用于心源性栓子引起TIA、预防TIA复发和一过性黑蒙发展为首选。可用血管扩张药或扩容药扩充血容量、稀释血液和改善微循环。TIA患者有时存在血液成分的改变，如凝血因子I含量明显增高，或频繁发作患者可考虑选用巴曲酶或降纤酶治疗以改善血液高凝状态。缺血再灌注使钙离子大量内流引起细胞内钙超载，可加重脑组织损伤，可用钙通道拮抗药治疗。

【药物选择】

1.抗血小板聚集药物　可减少微栓子及TIA复发。

（1）阿司匹林：50～100mg，每日1次，晚餐后服用，仍有TIA时可加大剂量。对于阿司匹林不能耐受或应用“阿司匹林无效”的患者，建议应用阿司匹林25mg和双嘧达莫缓释剂200mg的复合制剂，每天2次，或氯吡格雷75mg，每日1次。

（2）双嘧达莫：25～50mg，3次/d，饭前服。

（3）噻氯匹啶：125～250mg，每日1或2次，就餐时服用以减少胃肠道反应。

（4）氯吡格雷：75mg，1次/d。

（5）其他：目前已有一些静脉注射的抗血小板药物，如奥扎格雷等，也可考虑选用，但尚缺乏大规模临床试验证实。

2.抗凝药物　用于心源性栓子引起TIA、预防TIA复发和一过性黑蒙发展为卒中。首选肝素静脉滴注，5d后可用低分子量肝素腹壁皮下注射，具体用法遵医嘱。华法林6～12mg，每晚1次口服，3～5d改为2～6mg维持，剂量调整至每晨凝血酶原时间（PT）为对照组1.5倍或国际标准化比值（INR）3.0～4.0，用药4～6周逐渐减量停药，可用于长期治疗，长期治疗过程中应定期去医院随访，由医生根据个体情况来调整用药。

3.血管扩张药　如麦全冬定或尼可占替诺静脉滴注；扩容药右旋糖酐40静脉滴注。具体用法遵医嘱。

4.降纤药物　近期频繁发作的TIA可用尿激酶静脉滴注。高纤维蛋白原血症可选用巴曲酶、安克洛酶、吲激酶等治疗。静脉给药的具体用法遵医嘱。蚓激酶，口服，

60万U（2粒），餐前半小时用水吞服，3次/d，或遵医嘱，每3～4周为1个疗程，可连服2～3个疗程，也可连续服用至症状消失。

5.脑保护治疗　减少细胞内钙浓度。

（1）尼莫地平：可以静脉滴注给药，可以口服给药。静脉给药遵医嘱。口服用于缺血性脑血管病及各型痴呆症：30～60mg，3次/d，连续1个月为1个疗程。急性脑血管病恢复期：30～40mg，4次/d，或每4h一次。

（2）氟桂利嗪：用于脑动脉硬化、脑梗死恢复期、交叉偏瘫时，每天5～10mg，每晚用水吞服。

【用药】

1.阿司匹林［巴米尔（片）、拜阿司匹林（咀嚼片、肠溶片）、安可春（片）、安尼妥（咀嚼片）、东青（缓释胶囊）、心湿林（片）、协美达（缓释片）、阿辛（片）、玉莎阿司匹林（泡腾片剂）、力爽（肠溶胶囊）、麦得舒（肠溶片）、延先（片）、同尔利（分散片）、百得（泡腾片）、司尔利（分散片）、益欣雪（肠溶胶囊）、塞宁（缓释片）、康乐奇（肠溶片）、益络平（片）、伯基（肠溶胶囊）］

（1）不良反应：①胃肠功能紊乱，表现为恶心、呕吐、腹痛，大剂量长期服用可引起胃炎、隐性出血，加重溃疡形成和消化道出血等；②大剂量长期服用，可抑制凝血酶的合成，增加出血倾向；③少数特异体质患者，可出现荨麻疹、黏膜充血、哮喘等过敏反应。

（2）药物相互作用：①乙醇可加剧本品对胃黏膜的损害作用；②本药若与香豆素类抗凝药合用，可增加出血倾向；③本药可抑制丙磺舒、磺吡酮的促尿酸排泄作用，大剂量尤为明显；④若与其他非甾体清炎药同服，胃肠道不良反应增加，抗炎作用降低；⑤糖皮质激素可刺激胃酸分泌，并降低胃及十二指肠黏膜对胃酸的抵抗力，若二者合用，可使胃肠出血加剧；⑥本药可增加磺脲类降糖药、甲氨蝶呤、巴比妥类药、苯妥英钠等的作用和毒性；⑦本药可降低螺内酯的活性代谢物的促肾小管分泌作用，抑制其排钠。

（3）禁用、慎用：①患有胃及十二指肠溃疡病的患者应慎用或禁用。②低凝血酶原血症、维生素K缺乏和血友病、哮喘者禁用。③孕妇及哺乳期妇女应慎用或禁用。④肝肾功能减退者慎用。

（4）其他：①手术前1周应停用，以免出血。②若在餐后与碳酸钙同服，可减少胃肠道反应的发生，但不宜与碳酸氢钠同服，因后者可加速本品的排泄而降低疗效。

2.双嘧达莫［潘生丁、爱克辛（缓释胶囊）］

（1）不良反应：不良反应与剂量有关，如每日口服超过400mg，约25%的人出现不良反应，如血管性头痛、眩晕、恶心、呕吐及腹泻等。治疗缺血性心脏病，可能发生“冠状动脉窃血”的不良反应。治疗剂量时不良反应轻而短暂，长期服用最初的不良反应消失。常见的不良反应有头晕、头痛、呕吐、腹泻、面红、皮疹和瘙痒，罕见心绞痛和肝功能不全。不良反应持续或不能耐受者少见，停药后可消除。上市后的经验报告中，罕见不良反应有喉头水肿、疲劳、不适、肌痛、关节炎、恶心、消化不良、感觉异常、肝炎、脱发、胆石症、心悸和心动过速。

（2）药物相互作用：①本药与阿司匹林有协同作用。与阿司匹林合用时，剂量可减至每天100～200mg。②本药与肝素、双香豆素等抗凝药同用时，易引起出血倾向。③本药与头孢孟多、头孢替坦、普卡霉素或丙戊酸等合用，可加重低凝血酶原血症或进一步抑制血小板聚集，有引起出血危险，需加强观察。

（3）禁用、慎用：对双嘧达莫过敏者禁用。低血压时慎用，休克时禁用。

（4）其他：①不宜与葡萄糖以外的其他药物混合注射。②严重冠脉病变患者使用本品后缺血可能加重。可引起外周血管扩张，故低血压患者应慎用。③本品与抗凝药、抗血小板聚集药及溶栓药合用时应注意出血倾向，慎用。④有报道本品可能引起肝酶升高。⑤遮光，密闭保存。⑥用于预防和治疗慢性冠脉循环功能不全、心肌梗死及弥散性血管内凝血。目前临床较多用作抗血小板药。本品能增加冠状血管的血流量，使心肌供氧量增多，用于某些冠状血管功能不全、心绞痛及心肌梗死。

3.噻氯匹定［敌血栓（片）、力抗栓（片）、天新利博（片）、防聚灵（片）、抵克立得（片）、利血达（片）、利旭达（片）、得可乐（片）、辰欣（胶囊）、玉川通（胶囊）、邦解清（胶囊）、优普荣（片）、齐洛（片）、顺顺风（胶囊）、迈乐（片）、抵克（胶囊）、噻氯匹啶（胶囊）、奉禄达（缓释片）、板蓝（胶囊）、克噻定（胶囊）、唐恒（胶囊）］

（1）不良反应：偶见轻微胃肠道反应。罕见的反应，恶心、腹泻、皮疹、淤斑、齿龈出血、白细胞减少、粒细胞缺乏或骨髓再生性障碍，极个别病例有胆汁阻塞性黄疸、肝功能损害。以上不良反应均在停药后消失。若出现出血或血肿，患者应告知主诊医师。若出现发热、咽喉疼痛或口腔溃疡，应停药，并做血细胞计数，在医师指导下方可重新应用。

（2）药物相互作用：①虽然未发现本品对凝血时间产生影响，但最好避免同抗维生素K的药物肝素或阿司匹林合并使用，在必须联合使用情况下，须对患者进行追踪检查（凝血酶原时间、复钙时间、出血时间等）。②本品与茶碱合用时，因其降低了后者的清除率，会使茶碱血药浓度升高并有过量的危险，故用本品期间及之后应调整茶碱用量，必要时进行茶碱血药浓度监测。③本品与地高辛合用时可使后者血药浓度轻度下降（约15%），但一般不会影响地高辛的临床疗效。④偶见本品降低环孢素血药浓度的报道，故二者合用时应定期进行环孢素血药浓度监测。

（3）禁用、慎用：有出血时间延长的血液病和出血性疾病，有出血倾向的器质性病变，近期患溃疡病或急性出血性卒中者禁用。对本品过敏者禁用。白细胞总数减少，血小板减少或有粒细胞减少症患者慎用。本品可以透过胎盘及进入母乳，故孕妇与哺乳期妇女不宜使用。

（4）其他：用药最初3个月内，须每2周检查白细胞和血小板计数，中性粒细胞减少症（中性粒细胞$<1.5\times10^9/L$）或血小板减少症（血小板$<100\times10^9/L$）时应停药，并进行全血细胞计数，包括细胞分类和血小板计数检查直至其恢复正常。在任何手术和动脉插管或输注之前（7d）应停用本品。使用本品的患者需手术时在术前尽可能告知外科医师。为避免外科及口腔科择期手术中出血量增多，术前10～14d应停用本药。若术中出现紧急情况，可输新鲜血小板以帮助止血。静脉注射甲泼尼松龙20mg可使出血时间在2h内恢复正常。

4.氯吡格雷［波立维（片）、泰嘉（片）］

（1）不良反应：①出血性疾病。胃肠道出血、紫癜、淤血、血肿、鼻出血、血尿、眼出血和颅内出血。②血液系统。包括严重中性粒细胞减少，再生障碍性贫血和严重血小板减少，均比较罕见。③胃肠道。腹痛、消化不良、腹泻、恶心，其他还有便秘、眩晕和胃炎等。④皮肤反应。皮疹和瘙痒。

（2）药物相互作用：本药与其他抗血小板药物合用时应当慎重。氯吡格雷与华法林合用会增加出血倾向。氯吡格雷与阿司匹林、肝素、溶血栓药物以及非甾体清炎药物合用时，应当慎重。氯吡格雷长期合用阿司匹林的安全性尚不清楚。氯吡格雷分别与阿替洛尔、硝苯地平合用或同时与这2种药物合用，药效学上没有明显的相互作用。氯吡格雷的药效学不受苯巴比妥、西咪替丁或雌激素的影响。氯吡格雷对地高辛和茶碱的药代动力学没有明显影响。制酸药不影响氯吡格雷的吸收程度。氯吡格雷的羧酸代谢产物可以抑制细胞色素P450的活性，这种作用可能导致苯妥英、他莫昔芬、甲苯磺丁脲、华法林、氟伐他汀和许多非甾体清炎药等药物血浆浓度升高。

（3）禁用、慎用：氯吡格雷延长出血时间，有出血倾向的患者（特别是胃肠道和眼内出血）应当慎用。中度肝损害患者可能有出血倾向，这类患者使用本药的经验极有限，应慎用氯吡格雷。对药品或本品任一成分过敏者禁用；严重肝功能损害者禁用；活动性病理性出血如消化性溃疡和颅内出血者禁用。

（4）其他：服用本药止血时间可能比往常长，患者择期手术，且无需抗血小板治疗，术前1周停止使用本药。服用本药的患者，应注意监测白细胞和血小板计数。

5.华法林［华法林（片）、可密定（片）］

（1）不良反应：组织器官出血，根据出血的部位和程度不同有不同的表现；皮肤或其他组织的坏死。其他少见的不良反应有，过敏反应、紫癜、皮疹、水肿、皮炎、腹痛、昏睡、不适、恶心、呕吐、腹泻和头痛等。最常见的不良反应是出血，这种出血可能是非常严重的。但是，如果将INR控制在治疗窗内，出血的风险是很低的。其他罕见但值得注意的不良反应有皮肤坏死（特别是开始治疗时）和“紫趾综合征”，都需要切除坏死组织。

（2）药物相互作用：①增强本品抗凝作用的药物有，阿司匹林、水杨酸钠、高血糖素、奎尼丁、吲哚美辛、保泰松、奎宁、依他尼酸、甲苯磺丁脲、甲硝唑、别嘌醇、红霉素、氯霉素、某些氨基糖苷类抗生素、头孢菌素类、苯碘达隆、西咪替丁、氯贝丁酯、右旋甲状腺素、对乙酰氨基酚等。②降低本品抗凝作用的药物，苯妥英钠、巴比妥类、口服避孕药、雌激素、考来烯胺、利福平、维生素K类、氯噻酮、螺内酯、扑痫酮、皮质激素等。③不能与本品合用的药物，盐酸肾上腺素、阿米卡星、维生素B12、间羟胺、缩宫素、盐酸氯丙嗪、盐酸万古霉素等。④本品与水合氯醛合用，其药效和毒性均增强，应减量慎用。维生素K的吸收障碍或合成下降也影响本品的抗凝作用。

（3）禁用、慎用：①对香豆素类药物过敏者、严重高血压、凝血功能障碍伴有出血倾向、活动性溃疡、外伤、先兆流产、近期手术者禁用。②月经期妇女应慎用。

（4）其他：①严格掌握适应证，在无凝血酶原测定的条件时，切不可滥用本品。②个体差异较大，治疗期间应严密观察病情，并依据凝血酶原时间INR值调整用量。治疗期间还应严密观察口腔黏膜、鼻腔、皮下出血及大便隐血、血尿等，用药期间应避免不必要的手术操作，择期手术者应停药7d，急诊手术者需纠正PT-INR值≤1.6，避免过度劳累和易致损伤的活动。③由于本品系间接作用抗凝药，半衰期长，给药5～7d后疗效才可稳定，因此，维持量足够与否务必观察5～7d后方能定论。

6.吲激酶［百奥吲激酶（胶囊）、引脉通（胶囊）、博洛克（胶囊）、乐伯欣（肠溶片）、普恩复（胶囊）］

（1）不良反应：极少数患者出现轻度头痛、头晕、腹泻、恶心等，不需特殊处理。

（2）药物相互作用：本药与抑制血小板功能的药物有协同作用，使后者的抗凝作用增强。

（3）禁用、慎用：本药不适用于急性出血患者。有出血倾向患者慎用。对本品过敏者禁用。

7.尼莫地平［普利（胶囊）、尼莫同（片、注射剂）、维尔思（胶囊）、易夫林（片）、宝依怡（片）、尤尼欣（胶囊）、宝怡恬（薄膜包衣片）、恩通（胶丸）、尼立苏（注射剂）、麦道通（缓释胶囊）、尼达通（片）、北青（注射剂）、尼达尔（片）、铝箔（片）、迈特令（片）］

（1）不良反应：①血液系统：在心脏瓣膜置换术围手术期间使用尼莫地平可引起严重出血。尼莫地平引起血小板减少和贫血罕见，有个别患者可引起弥散性血管内凝血。②心血管系统：口服尼莫地平常见的不良反应是低血压，其发生与剂量相关，蛛网膜下腔出血患者使用尼莫地平，有5%出现血压下降。其他心血管不良反应包括水肿、心悸、潮红、出汗和血压升高。③中枢神经系统：尼莫地平通常耐受性好，少数患者可引起头痛、抑郁。极少数患者可出现头晕和眩晕。④内分泌、代谢：口服尼莫地平可引起空腹血糖及乳酸脱氢酶水平升高，还可引起低钠血症。⑤胃肠道系统：尼莫地平的胃肠道不良反应有恶心、腹部痉挛，均较轻微。其他不良反应包括腹泻、呕吐和胃肠出血。⑥肝胆系统：个别患者可出现肝炎和黄疸，碱性磷酸酶和丙氨酸氨基转移酶升高。⑦呼吸系统：可引起咽炎、喘息。个别患者首次用药后可出现急性低氧血症。⑧皮肤系统：可引起皮疹、瘙痒、皮肤刺痛。注射部位可出现静脉炎。⑨肌肉、骨骼系统：偶可引起肌痛、经期不适。⑩其他。可引起耳鸣。

（2）药物相互作用：①本药与其他作用于心血管的钙拮抗药联用，可增强其他钙拮抗药的作用。②丹曲林可增强本药的毒性。③与西咪替丁联用，本品的血浆浓度可升高50%，这是由于西咪替丁抑制了肝药酶的缘故。④地拉夫定可升高本品的血药浓度。⑤本药与 $\alpha_1$受体阻滞药联用，可增强降血压作用。⑥本药与 β 受体阻滞药联用，可能引起低血压、心动过缓。⑦本药与口服抗凝药联用可增加发生胃肠道出血的危险性。⑧本药与芬太尼联用可能引起严重低血压。⑨本药与胺碘酮联用可能引起房室传导阻滞或窦性心动过缓。⑩抗癫痫药苯巴比妥、苯妥英或卡马西平，能显著降低口服本品的生物利用度。⑪本药与肾毒性药物如氨基糖苷类、头孢菌素类、呋塞米等联用，可能引起肾功能减退。⑫利福平可降低本品疗效。⑬双喹脲甲硫酸盐可增加本品的毒性。

（3）禁用慎用：①对尼莫地平或本品中任何成分过敏者禁用。②扩散性脑水肿或颅内压显著升高、年老多病者、严重心血管功能障碍、肝功能损害、严重低血压者（收缩压＜90 mmHg）慎用。

（4）其他：①用药前后及用药时应当检查或监测血压和心电图。②尼莫地平静脉滴注时，滴速一定要慢，滴入过快会出现头痛和面部潮红。③在高血压合并蛛网膜下隙出血或脑卒中患者，应注意减少尼莫地平的剂量或暂时停用。④静滴时应避光。⑤治疗痴呆患者时，国内外的用量差别较大，可能与合成制剂的晶形及生物利用度有关。⑥尼莫地平输液剂内含有23.7%乙醇，应注意与乙醇有关的配伍禁忌。⑦从包装箱中取出尼莫地平注射液后，应保存在25℃以下并避免日光直射。⑧严禁使用超过有效期的尼莫地平注射液。⑨请放在儿童接触不到的地方。⑩可能出现的头晕会影响操作（驾驶）和使用机械的能力。但应用本品时，通常上述影响并不严重。⑩由于尼莫地平可被聚氯乙烯所吸附，应使用聚乙烯输液系统。

8.氟桂利嗪［圣瑞恩（片）、西比灵（胶囊）、孚瑞尔（片）、奥力保克（片）、普众（胶囊）、米他兰（片）、福拿新（片）、博瑞特（片、胶囊）、弗瑞林（胶囊）、脑钠松（胶囊）、脑纳松（胶囊）、桂克（胶囊）］

（1）不良反应：最常见嗜睡和疲惫感，但通常为一过性的；消化道瘘少见胃部烧灼感、恶心、胃痛、食欲亢进、进食量增加、体重增加等。少数患者可出现皮疹、口干、溢乳、视力模糊、肌肉酸痛等症状；血液系统可出现卟啉症、血栓性静脉炎；长期服用可出现抑郁症，以女性患者较常见；偶见锥体外系症状；少数患者可出现失眠、焦虑等症状。极少数患者出现轻度头痛、头晕、腹泻、恶心等，不需特殊处理。

（2）药物相互作用：①本药与催眠药、镇静药、乙醇联用时，可加强镇静作用。②放射治疗时联用氟桂利嗪，对肿瘤细胞的杀伤力可提高10～20倍。③应用抗癫痫药物治疗，加用氟哌利嗪可以提高抗癫痫效果。④本药与胺碘酮联用，可导致房室传导阻滞或窦性心动过缓，故不宜联用。⑤本药与β肾上腺受体阻滞药联用，可出现低血压、心动过缓及房室传导紊乱等不良反应。⑥本药与止痛药芬太尼联用，可导致严重的低血压。⑦本药与非甾体清炎药或口服抗凝血药联用，可增加胃肠道出血的发生率。⑧本药与沙奎那韦联用，可增加氟桂利嗪的毒性反应。⑨本药与苯妥英钠、卡马西平联用，可能降低血药浓度。⑩利福平可降低本品的血药浓度，从而降低氟桂利嗪的疗效，故联用时应调整氟桂利嗪的用量。

（3）禁用慎用：①禁用于锥体外系疾病、脑出血性疾病急性期、抑郁症病史以及过敏者。②驾驶员及机器操作员慎用。

（4）其他：不应超过以上推荐剂量。医师应定期观察患者，特别是在维持治疗期间，这样可保证在出现锥体外系或抑郁症状时能及时停药。如果在维持治疗时疗效下降，亦应停止治疗。由于可能引起困倦，驾驶车辆或操纵机器者应注意。

【护理】

1.心理护理　嘱患者保持情绪稳定，加强与患者之间的交流，鼓励患者，树立战胜疾病和恢复生活自理的信心，消除悲哀情绪。

2.注意观察病情变化，防止脑部血流量减少，头部禁用冰袋或冷敷，以免血管收缩。

3.保持呼吸道通畅，注意防止肺部感染。

4.绝对卧床休息，取平卧位，以保证较多血液供给脑组织，避免搬动。

5.促进瘫痪肢体功能恢复　康复期进行功能训练，康复训练时应做到计划切实可行，循序渐进，活动量由小到大，时间由短到长，做到主动与被动运动、向上与向下运动相结合。

6.健康教育

（1）向患者及家属介绍疾病的基本知识，积极治疗原发病，避免诱发因素，防止再出血或再梗塞。

（2）指导患者勿精神紧张，情绪激动，用力排便及过度劳累等；指导患者自我控制情绪，保持乐观心态，保持血压平稳。

（3）教会患者家属测量血压的方法，每日定时测量血压，发现血压异常及时就诊。

（4）保持适当的体力活动，促进心脑血管功能。

（5）饮食宜清淡，摄取低盐、低胆固醇食物，避免刺激性食物及饱餐，多吃新鲜蔬菜和水果，戒烟酒，降低血脂并减肥。

（6）指导患者及家属有关护理事项及康复、锻炼的知识。

（7）定期复查，一旦出现前驱症状，应及时就诊，及早处理。

# 参考文献

[1]王舒，杨华，石学敏.国外原发性高血压的发病机制及诊治研究新进展[J].中西医结合心脑血管病杂志，2010，8(03)：342-344.

[2]《中国心血管健康与疾病报告2020》概述[J].中国心血管病研究，2021，19(07)：582-590.

[3]张毓辉，柴培培，翟铁民，等.2017年我国心脑血管疾病治疗费用核算与分析[J].中国循环杂志，2020，35(09)：859-865.

[4]柴培培，翟铁民，万泉，等.我国心脑血管疾病治疗费用与基本医疗保险支出核算与分析[J].中国医疗保险，2021(01)：72-77.

[5]张梅.中国成人心脑血管疾病发病风险研究[D].中国疾病预防控制中心，2017.

[6]董洋宏，石治宇，尹新华.钠盐摄入量在高血压中的研究进展[J].心血管病学进展，2018，39(02)：190-194.

[7]孙宁玲，姜一农，王鸿懿，等.我国高血压患者的钠盐摄入现状[J].中华高血压杂志，2020，28(11)：1025-1030.

[8]郎朗. 舒适护理干预在老年慢性心力衰竭患者护理中的效果[J]. 中国医药指南，2021，19(36)：169-170.

[9]郑幼彝，赵梦玲. 个性化护理对慢性肺心病合并心力衰竭患者的干预效果分析[J]. 心血管病防治知识，2021，11(34)：57-60.

[10]林首武. 急性缺血性脑卒中患者发生危重症性多发性神经病的危险因素及对预后的影响[J]. 中外医学研究，2022，20(11)：140-143.

[11]戴红燕，组德学，姚爱红. EQ-5D评价妊娠期肝内胆汁淤积症生活质量的可行性探讨[J]. 中华现代护理杂志，2016，22(21)：3015-3017.

[12]刘义兰，杨雪娇，胡德英，等.护理人文关怀标准的研究进展[J].中华护理杂志，2014，(12)：1500-1505.

[13]颜海萍.护理人员人文执业能力测评工具的构建研究[D].南方医科大学，2016.

[14]廖永珍，黄海燕，郭慧玲.ICU患者人文关怀需求与关怀实施[J].护理学杂志，2013，(01)：94-96.